BEITRÄGE ZUR KINDERPSYCHOTHERAPIE

Herausgegeben von Gerd Biermann

Band 2

Werner Kemper †

Bettnässer-Leiden
(Enuresis)

Zur Entstehung, Vorbeugung und Behandlung
kindlicher Fehlentwicklungen

Redigiert und herausgegeben von
Gisela Krichhauff

1978

Ernst Reinhardt Verlag München Basel

CIP-Kurztitelaufnahme der Deutschen Bibliothek

Kemper, Werner
Bettnässer-Leiden (Enuresis) : zur Entstehung, Vorbeu-
gung u. Behandlung kindl. Fehlentwicklungen / redigiert
u. hrsg. von Gisela Krichhauff. — 1. Aufl. — München,
Basel : E. Reinhardt, 1978.
(Beiträge zur Kinderpsychotherapie ; Bd. 2)
Frühere Ausg. u. d. T.: Kemper, Werner Walter: Enu-
resis (Bettnässerleiden).
ISBN 3-497-00112-0

ISBN 3-497-00112-0

© 1978 by Ernst Reinhardt Verlag München
Satz und Druck: Loibl, Neuburg/Donau
Buchbinderei: Oldenbourg, München
Printed in Germany

Aus dem Vorwort zur Original-Ausgabe

Die vorliegende Arbeit stellt die erweiterte Niederschrift eines Vortrages dar, den der Verfasser 1947 in der Zentralverwaltung für das Gesundheitswesen in Berlin als Korreferat zu einem unmittelbar vorausgegangenen Referat eines klinischen Pädiaters über das Enuresis-Problem gehalten hat. So erklärt sich die sorgfältig abwägende, kritische, gelegentlich auch polemische Note der Darstellung, die im Interesse größerer Lebendigkeit auch beibehalten wurde.

Diese Ausführungen beruhen auf den Erfahrungen mit einer großen Zahl von Bettnässern in der damals vom Verfasser geleiteten psychotherapeutischen Poliklinik für Kinder und Jugendliche in Berlin, sowie auf Beobachtungen in Erziehungsberatungsstellen und in der privaten Praxis. Wenn diese Schrift auch den Schwerpunkt auf die klinische Orientierung legt, sich also zunächst an den ärztlichen Leser wendet, so mußten doch die Erkenntnisse der Heilpädagogik und die Forschungsergebnisse der Psychopathologie des Kindesalters, vor allem aber unmittelbare Beobachtungen nicht nur am kranken, sondern auch – nicht weniger wichtig! – am gesunden Kind weiteste Berücksichtigung finden. Denn nur so ist es möglich, die verschlungene Problematik zu verstehen, eine planmäßige Therapie zu entwickeln und noch wichtiger: eine systematische Prophylaxe aufzubauen. Hier war also neben den Erfahrungen der pädiatrischen Klinik, der Heilpädagogik, der Psychologie des Kindesalters unter besonderer Berücksichtigung der ersten Lebensjahre einzubeziehen, was die Psychoanalyse – vor allem ihr Begründer *Freud* selbst sowie sein Schüler, der Schweizer Psychiater *Christoffel* – an Grundlagen zum allgemeinen Verständnis bereits erarbeitet hatte.

Wesentlich vertieft wurden diese analytisch-tiefenpsychologischen Bemühungen um das Problem der Enuresis in den letzten Jahren durch (bisher unveröffentlichte) Arbeiten von *Schultz-Hencke* und seinem engeren Mitarbeiterkreis, die, entsprechend der besonderen Arbeitsrichtung dieses Kreises, einer sorgfältig differenzierenden Strukturerhellung der verschiedenen Formen der Enuresis gewidmet waren.[1] So stammen auch die in dieser Schrift dargelegten Auffas-

---

[1] siehe hierzu die inzwischen erschienenen Arbeiten von *Dührssen, Schwidder* u.a.

sungen und Erkenntnisse nur zum kleineren Teil vom Verfasser selbst; sie sind Frucht einer Gemeinschaftsarbeit im besten Sinne des Wortes.

Nur bei engster Zusammenarbeit aller einschlägigen ärztlichen und nichtärztlichen Stellen kann es gelingen, dem heute so verbreiteten Bettnässerleiden beizukommen. Diese Schrift möchte die hierfür unerläßlichen Grundlagen liefern. Darüber hinaus aber möchte sie an der Lösung der viel umfassenderen und dringlicheren Aufgabe einer allgemeinen Neurosen-Prophylaxe mitwirken.

Berlin, August 1947   *Werner Kemper*

Vorwort zur vorliegenden Ausgabe

Diese Schrift ist eine überarbeitete Fassung meiner 1949 als erstes Beiheft zur Zeitschrift PSYCHE im Lambert Schneider Verlag (später Ernst Klett) unter dem Titel ENURESIS erschienenen Monographie. Während meiner späteren psychoanalytischen Lehrtätigkeit in Südamerika ergab sich die Notwendigkeit, für Unterrichtszwecke diejenigen Stellen umzuschreiben, deren Bedeutung nur von Lesern verstanden werden kann, die die Kriegs- und Nachkriegsverhältnisse in Deutschland und insbesondere in Berlin kennen.

Schon im Vorwort zur Originalfassung wurde betont, daß die entscheidenden Thesen dieser Schrift auf dem Lebenswerk von Sigmund *Freud* fußen. Ihm verdanken wir die Erkenntnis, daß die Erfahrungen der frühen Kindheit bestimmend, ja geradezu grundlegend für die spätere physische und psychische Gesundheit sowie für die Charakterbildung eines Menschen sind. Die medizinische Wissenschaft und erst recht die breite Öffentlichkeit sind bisher kaum über solche Zusammenhänge unterrichtet. Allenfalls ist als meist unverstandenes Schlagwort der sogenannte Oedipus-Komplex bekannt geworden, ein Begriff, mit dem *Freud* eine für das vier- bis fünfjährige Kind charakteristische Erlebnisverarbeitung hat kennzeichnen wollen. Nur wenige wissen jedoch, daß sein in enger Zusammenarbeit mit seinem Schüler *Abraham* unternommener Vorstoß zur Erhellung der Kindheit weit über die oedipale Phase zurück und bis in die allerfrüheste Lebenszeit vorgetragen wurde. Seither haben die Arbeiten der nächsten Generation psychoanalytischer Forscher die überragende Bedeutung der Mutter-Kind-Beziehung im ersten Lebensjahr nachgewiesen; wobei die grundsätzliche Übereinstimmung um so überzeugender wirkt, als sie, von unterschiedlichen Ansatzpunkten ausgehend, auch methodisch in verschiedener Weise vorgegangen sind, wie beispielsweise Anna *Freud*, Melanie *Klein*, René *Spitz*, D. W. *Winnicott*.

So ist die bereits in der ersten Fassung von mir hervorgehobene These von der Bedeutung der frühen Mutter-Kind-Beziehung inzwischen wissenschaftlich noch weiter unterbaut worden. Ebenso wurden die übrigen von mir vertretenen Auffassungen in den seither vergangenen Jahrzehnten vielfach durch psychoanalytische Fachkollegen bestätigt. Dagegen haben diese Erkenntnisse bei der Ärzteschaft und in Laienkreisen, die großenteils an einer somatogenen Entstehung der Enuresis festhalten, weitgehend noch keinen Eingang gefunden.

Mit der Erstfassung dieser vor 30 Jahren geschriebenen Arbeit war der Versuch gemacht worden, die verschiedenen determinierenden Bedingungen, die am Zustandekommen einer Enuresis beteiligt sind, als einen zwingenden Bedingungszusammenhang zu erfassen. Denn wenn es gelänge, die beteiligten Faktoren nach dem Zeitpunkt ihrer Einwirkung und nach Art und Gewicht zu ordnen, wäre einer systematischen Prophylaxe und der Therapie des Bettnässerleidens der Weg gewiesen. Darüber hinaus würde die Analyse der bedingenden Faktoren wichtig sein für eine allgemeine prophylaktische Psychohygiene. Die am Beispiel der Enuresis abgeleiteten Gesetzmäßigkeiten hinsichtlich der mehrfachen und ineinander verschlungenen Bedingungen ihres Entstehens, der Manifestation, der Fixierung und der Chronifizierung gelten grundsätzlich auch für alle anderen sogenannten funktionellen Störungen des Kindes und des Jugendlichen (und sinngemäß abgewandelt auch des Erwachsenen), mögen sie sich nun in Form von körperlichen Fehlfunktionen, charakterlichen Fehlentwicklungen, psychischen Auffälligkeiten, »Unarten« oder wie auch immer äußern. Letztlich kommt es auf die Gewichtsverteilung und die Art des Zusammenspiels aller beteiligten Faktoren an.

Wenn ich mich in erster Linie auch an die ärztlichen Kollegen wende, so geht der Inhalt dieser Schrift doch einen weiteren Leserkreis an: Lehrer und Erzieher, Sozialfürsorger, Psychagogen, Kindergärtnerinnen, Geistliche, Jugendrichter und verwandte Berufe, kurz alle, denen Kinder, vor allem Kleinkinder anvertraut sind. Diese Arbeit möchte ihnen am Beispiel des bettnässenden Kindes den Blick dafür öffnen, daß sie, ohne es zu wissen, im Umgang mit dem Kinde oftmals etwas tun oder zu tun unterlassen, wodurch sie die psychische Entwicklung des Kindes in gesundheitlicher und charakterlicher Hinsicht gefährden können.

Somit geht diese Schrift auch vor allem die Eltern, insbesondere die Mütter an. Sie möchte ihnen, die die Hauptverantwortung für die heranwachsende Generation tragen, helfen, hellsichtiger zu werden für die hinter den Störungen des Kindes verborgenen schädigenden Einwirkungen und Nöte. Gerade sie müssen wissen, wie entscheidend sie durch ihre innere Einstellung zum Kinde und durch ihr Tun und Lassen sein späteres Schicksal bestimmen. So hoffe ich, mit dieser Schrift, obwohl sie auf ein spezielles Thema abgestellt ist, zugleich einen konstruktiven Beitrag zur allgemeinen Neurosenprophylaxe geliefert zu haben.

Berlin, Sommer 1975   *Werner Kemper*

Werner Kemper beabsichtigte, der seit langem geplanten Neuauflage dieser Schrift einen wesentlich erweiterten Text zugrunde zu legen. Genese und Prophylaxe von Fehlentwicklungen in der frühen Kindheit sollten am Beispiel der Enuresis veranschaulicht werden. Der Tod verhinderte die Verwirklichung seines Vorhabens.

Um dem Leser dennoch eine große Zusammenhänge umfassende Sicht zu erschließen und dem vom Verfasser veränderten Titel der Arbeit gerecht zu werden, erscheint die überarbeitete Fassung der Enuresis-Monographie jetzt ergänzt durch Kempers Beitrag »Eigentümlichkeiten der frühkindlichen Erlebniswelt und deren Auswirkungen« (Handbuch der Kinderpsychotherapie, Herausgeber G. Biermann, Ernst Reinhardt Verlag München/Basel).

Berlin, im Januar 1978   G. *Krichhauff*

Inhaltsverzeichnis

A) Eigentümlichkeiten der frühkindlichen Erlebniswelt und deren Auswirkungen

I. Die Welt des Neugeborenen

Dieser Beitrag richtet sich an Ärzte, Psychologen und Erzieher. Er soll die Aufmerksamkeit auf gewisse, oft übersehene oder verkannte Eigenheiten der frühen Kindheit richten. Von einer »kindgerechten« Einstellung der Umwelt – d. h. in erster Linie vom Verhalten der Mutter – zu diesen Eigenheiten hängt weitgehend ab, ob es später zur Entfaltung einer normalen Persönlichkeit kommt, oder ob bereits früh der Keim zu späteren Fehlentwicklungen wie Neurose, Verwahrlosung, Perversion, Kriminalität, Psychose etc. gelegt wird.

Zweckmäßig gehen wir bei unseren Untersuchungen vom Neugeborenen aus, so unentwickelt seine geistig-seelische Welt in den ersten Lebenstagen und -wochen auch ist, da eindeutig noch die vegetativen Funktionen dominieren. An diesen physiologischen Abläufen werden die ersten Eindrücke und Erfahrungen von »der Welt« erworben und dumpf mit einer entsprechenden, wenn auch noch äußerst vagen »Befindlichkeit« registriert.

Dieser Tatbestand ist von großer Bedeutung. Wissen wir doch, gemäß dem Gesetz vom bedingten Reflex, von der bahnenden und fixierenden Wirkung der Ersterlebnisse auf einem bestimmten Gebiet für dessen gesamte künftige Entwicklung. So läßt die einstige Dominanz der vegetativen Funktionen ihnen auch beim Heranwachsenden immer noch eine Bedeutung zukommen, wenn er dank der inzwischen einsetzenden geistig-seelischen Entwicklung längst jener vegetativen Frühphase entwachsen ist. Auch wenn die dem Alter des Heranwachsenden entsprechenden Probleme schon nicht mehr der vegetativen Sphäre, sondern geistig-seelischen Bereichen angehören, wird die Art des inneren Herangehens und der inneren Einstellung zu diesen Problemen dennoch getönt und mitbestimmt bleiben durch die frühesten Erfahrungen, die in der entsprechenden Erlebniskategorie der allerersten Lebenszeit im zugehörigen vegetativen Bereich gemacht wurden.

Somit geht von den allerersten, an vegetativen Funktionen erworbenen Erfahrungen ein beispielhaft bleibender, prägender und gestaltender Einfluß auf die »Befindlichkeit« und das Verhalten des reifen Menschen in späteren kategorial entsprechenden Situationen aus.

Die *orale* Welt ist die Welt des Säuglings, was allerdings schon bald in einem sehr viel weiter gefaßten Sinne des Wortes »oral« verstanden sein will. Aber zunächst geht es einmal um die Stillung von Durst und Hunger, d. h. um die sich regelmäßig wiederholende Erfahrung einer qualvoll anwachsenden Pein, der mit Aufhebung der Bedürfnisspannung ein erlösendes Wohlgefühl folgt (»selig lächelnd wie ein satter Säugling«).

Wie wird die allererste nachgeburtliche Phase erlebt? Das Neugeborene wird aus der gleichmäßigen intrauterinen Geborgenheit, aus dem normalerweise nahezu ungestörten Paradies herausgerissen durch den gewaltsamen, sich qualvoll hinziehenden Akt der Geburt. Bis zu diesem dramatischen Augenblick gewährleistet die Nabelschnurverbindung mit dem mütterlichen Blutstrom ein kontinuierliches Gleichmaß an Zufuhr der nötigen Nährstoffe und des Sauerstoffes. Noch kennt es nicht die drängende, ja qualvolle Erfahrung von Mangelzuständen wie Erstickungsnöte, Durst und Hunger, die unvermeidbar mit dem Eintritt in die nachgeburtliche Existenzform verbunden sind. Nach einer mehr oder minder lange währenden Dyspnoe bis zum Erstickungserlebnis während der eigentlichen Ausstoßungsperiode setzt nunmehr ein rhythmischer Spannungswechsel zwischen Ein- und Ausatmung ein.

Wenige Stunden später schon lernt das Neugeborene einen weiteren, ihm bis dahin nicht bekannten Spannungswechsel kennen, den zwischen Durst und seiner Stillung, bzw. zwischen Leere (Hungergefühl) und Fülle (Sättigung), die sich bis zum Überfluß und Überdruß (Übersättigung) steigern kann, alles Empfindungsqualitäten und -intensitäten, wie sie in der nahezu spannungsfreien Geborgenheit im Mutterleib nicht vorhanden waren. Der Zustand nach der Geburt ist also die – zunächst rein vegetativ verstandene – »orale« Ausgangssituation, die in entsprechenden Empfindungsqualitäten des Säuglings ihren seelischen Niederschlag findet.

Wie wird diese Welt vom Neugeborenen »erlebt«? Die mit dem Augenblick der Geburt vollzogene Ablösung von der Mutter kann von ihm noch nicht als solche registriert werden. Ihm fehlen hierzu zwei notwendige Voraussetzungen: Das Neugeborene hat, obwohl nunmehr ein anatomisch selbständiges Eigenwesen, noch kein Ich-Bewußtsein, das ihm erlaubt, sich *psychisch* als Individuum zu erleben. Ebensowenig ist es bereits in der Lage, seine neue Existenz als *körperliches* Individuum wahrzunehmen. Denn zu jener Zeit nach der Geburt ist ein *Körperschema* (*Tausk, Schilder*), d. h. eine innere Vorstellung unserer eigenen Körperlichkeit (geschweige denn eine an anatomischen und sonstigen objektiven Gegebenheiten orientierte) kaum oder überhaupt noch nicht vorhanden. Dieses beginnt sich erst langsam als Erfahrungsniederschlag vieltausendfach wiederholter motorischer, sensibler und sensorischer Körperwahrnehmungen zu entwickeln und zu differenzieren. Somit ist das Neugeborene auch noch unfähig, irgendwelche Wahrnehmungen und Sensationen korrekt entweder als ihm zugehörige körpereigene Innenvorgänge oder aber als von ihm unabhängige Außenvorgänge zu unterscheiden; ebensowenig vermag es körpereigene Wahrnehmungen schon richtig zu lokalisieren.

Das Gesagte, jetzt (und auch jeweils später) in Thesenform fixiert, ergibt somit:

Erste These: Das Neugeborene nimmt sich zunächst weder psychisch noch physisch als Individuum wahr.

Zweite These: Für das Neugeborene sind Ich und Nicht-Ich noch nicht geschieden.

Die »geistige Geburt« hinkt also dem körperlichen Geburtsakt um Wochen und Monate nach, ja in gewissem Sinne wird sie niemals ganz vollzogen.

Veranschaulichen wir uns die praktische Bedeutung dieser Aussagen kurz an einigen ihrer möglichen Auswirkungen:

Hinkt beim Neugeborenen die geistige Geburt der körperlichen nach, so wird sie beim Neurotiker und erst recht beim Psychotiker, soweit überhaupt vollzogen, später wieder mehr oder minder weit rückgängig gemacht. Und vermag der Säugling Ich und Nicht-Ich *noch nicht* zu unterscheiden, so kann der Neurotiker dies *nur noch* begrenzt, der Psychotiker sogar schon weitgehend *nicht mehr.* Wenn der Psychotiker z. B. »Stimmen hört«, die ihm etwas zuflüstern oder ihn verurteilen, so hat er *eigene* Innenwahrnehmungen fälschlicherweise als aus der Außenwelt stammend erlebt. Er »halluziniert«, d. h. er hat die Stimme seines eigenen Gewissens unter Überschreitung der Ich-Grenzen in die Außenwelt *projiziert.* Er *introjiziert* aber auch, vollzieht somit den gleichen Verwechslungsprozeß zwischen Ich und Nicht-Ich auch in umgekehrter Richtung, z. B. bei den so quälenden hypochondrischen Beschwerden. – Auch bei der *Depersonalisation* ist die Ich-Grenze wieder verwischt. Bei ihr erleben wir uns selber nicht mehr in der für den Erwachsenen charakteristischen reifen Form, nämlich als Lebewesen mit Ich-Bewußtsein und Identitätsgefühl, sondern wieder ähnlich dem Säugling in jener Frühphase, in der er wegen noch fehlender Grenzziehung jene beiden Erlebnisqualitäten noch nicht hat entwickeln können. Der Psychotiker kann sich sogar als er selber, zugleich aber auch noch als ein anderer erleben.

Aber auch der Gesunde! Nämlich im Traume; einem normalen Phänomen, dessen Bedeutung für die seelische Gesundheit neuerdings experimentell einwandfrei bestätigt werden konnte. Unter Überschreitung jener Grenze zwischen Ich und Nicht-Ich kann auch der Gesunde im Traume er selber und zugleich ein anderer sein: sei er der andere als Kind, sei er es als Fremder, als ein Tier, als ein Baum etc. Und nicht nur im Traum! Die Introjektion, Beweis jener Überschreitung der Ich-Grenze, ist z. B. auch die unerläßliche Voraussetzung für die Fähigkeit zur Identifizierung; und ohne die gäbe es keine Menschwerdung, keine Erziehung, keine kulturelle Entwicklung. Auch Mitgefühl, Mitleiden u. ä. sind Zeichen solcher Grenzdurchlässigkeit. Insbesondere auch jene Eigenheiten, Fähigkeiten und Erlebnismöglichkeiten, die den Menschen erst eigentlich zum Menschen machen: das befreiende Glücksgefühl liebender Hingabe, schöpferischer Erkenntnis, künstlerischen Schaffens, jede Weise religiöser Ergriffenheit u. ä.

Wir erkennen somit zweierlei: Erstens, daß die dem Arzt aus der Psychopathologie bekannte Projektion und Introjektion zunächst einmal normalpsychologische Phänomene sind, und zwar für den Menschen unerläßliche. Ohne sie könnte der Säugling in der Unstrukturiertheit seiner ersten Lebensphase den kommunikativen Kontakt zur Umwelt nicht aufnehmen. Ohne sie wäre aber auch der Erwachsene zu bestimmten, ihn erst als Menschen kennzeichnenden Erfahrungen nicht fähig. Für das Thema dieses Beitrages wichtiger ist, daß zweitens die sich schon in sehr früher Kindheit bildenden Grenzen zwischen dem Ich und einem äußeren, aber auch einem inneren Nicht-Ich, so unerläßlich ihr Vorhandensein für unsere normale Lebensbewältigung ist, dennoch nicht undurchlässig starr sein dürfen, sondern – ähnlich Zellmembranen – in einer lebensangemessenen Weise in beiden Richtungen permeabel bleiben müssen. In bestimmten, für den Menschen besonders wesentlichen Situationen müssen sie sogar vorübergehend nahezu aufgehoben werden können.

Ob ein Mensch die Fähigkeit erwirbt, die rechte Mitte zwischen Durchlässigkeit und notwendiger Festigkeit dieser Grenzen nach außen und nach innen einzuhalten, womit er zugleich ein wesentliches Stück seiner charakterlichen Ausstrukturierung gewinnt, die sein künftiges Lebensschicksal weitgehend bestimmen wird, hängt entscheidend davon ab, ob er als Säugling jene frühe Phase, in der diese Grenzen sich bilden, ohne gröbere Beeinträchtigungen seitens der Umwelt (insbesondere der Mutter) durchläuft. Ob er also zu einem vollentwickelten Menschen heranreift, oder aber ein Fehlentwickelter wird: ein Sonderling, sozial Abwegiger, Neurotiker, Psychotiker, Krankheitsanfälliger usf.

Wir haben diese, unseren anfänglichen Gedankengang scheinbar unterbrechende Einschaltung gemacht, um wenigstens an einem konkreten Beispiel, das für viele andere ähnliche steht (die aber aus Raumgründen meist nicht gebracht werden können), aufzuzeigen, daß unsere theoretisch und spekulativ erscheinenden Ausführungen in Wirklichkeit von *praktischer* Bedeutung sind. Fällt doch die Entscheidung über die spätere körperliche und seelische Gesundheit eines Menschen weitgehend schon in den allerersten Lebensjahren.

Mit dieser Erkenntnis wird dem Allgemeinpraktiker und Kinderarzt eine große Verantwortung und Aufgabe übertragen, die er durch die Überforderungen infolge seiner tagtäglichen Beanspruchung bisher meist noch kaum erfaßt, geschweige denn in Angriff genommen hat.

Das Leben des Neugeborenen ist zunächst weitgehend noch eine Fortsetzung der vegetativen intrauterinen Existenz. Es ist psychisch noch nicht geboren. Seine vielstündigen Schlafphasen werden aber immer wieder unterbrochen durch die periodisch sich einstellende Bedürfnisspannung des Durstens bzw. Hungerns. Sie löst den triebhaften Drang nach Befriedigung aus, die der Unlust der Spannung ein Ende setzen soll. Dieser Trieb meldet sich gebieterisch und verlangt nach sofortiger und uneingeschränkter Befriedigung: Das Neugeborene ist ihm noch wehrlos ausgeliefert. Zu einer Triebsteuerung, ja Beherrschung, im Sinne der Modifikation oder des Aufschubes, ist es noch nicht fähig. Eine durch äußere Umstände ihm aufgezwungene Hinauszögerung seiner Triebbefriedigung wird als existentielle Bedrohung erlebt: Man beobachte einmal den Erregungssturm und die Qual eines durstig-hungrigen Säuglings!

In diesem dramatischen oralen Geschehen ist das erste und entscheidende »Erleben« des Neugeborenen eingeschlossen. Hier erwacht es erstmals für Augenblicke aus der Dumpfheit seiner bisherigen vegetativen Dämmerexistenz zu hellem Erleben. Dadurch, daß solche Erfahrung sich nun tagtäglich in nahezu gleicher Weise wiederholt, löst sie zunehmend Bekanntheits-, besser Vertrautheitsempfindungen aus und hinterläßt allmählich Gedächtnisspuren. Unsere allerersten Erinnerungen beziehen sich auf Wahrnehmungen vegetativer Abläufe bzw. sind an leibliche Innenvorgänge gekoppelt. Demnach gibt es, und zwar unabhängig von der physiologischen Ausgereiftheit unserer eigentlichen Sinnesorgane bzw. der Großhirnrinde, bereits vorher ein primitives »neuro-viscerales Gedächtnis«.

Wenn die unmerklich ansteigende orale Bedürfnisspannung und der besänftigende Stillakt erster und zunächst einziger »wacher« Lebensinhalt des Säuglings sind, dann ist die stillende Mutter, genauer die milchspendende Mutterbrust, ein ebenso unerläßlicher Bestandteil seiner Welt wie sein eigener Mundtraktus. Die Mutterbrust steht ihm sogar tausendmal näher als beispielsweise die Zehen seines Fußes, deren Existenz er bisher noch gar nicht wahrgenommen hat, obwohl sie zu seiner Leiblichkeit gehören. Die mütterliche Brust ist jener gleichsam wundertätige Körperteil, der die qualvolle Durst-Hunger-Spannung immer wieder aufzuheben vermag, dabei zugleich gewisse offensichtlich angenehm erlebte Hautempfindungen von Wärme, Weichheit, Bergung und Ruhe vermittelt.

Da in dieser Phase die Grenze zwischen Ich und Nicht-Ich, also zwischen Säugling und Außenwelt noch nicht scharf gezogen ist, erlebt der Säugling im Stillakt die milchspendende Mutterbrust in gleicher Weise wie seinen Mundtraktus als seinem Teil der Welt auch leiblich zugehörig, als Bestandteil seiner selbst. Und innerhalb seines Mundtraktus erlebt er die mütterliche Brustwarze wahrscheinlich ähnlich wie seine Zunge, also als zentraleren Bestandteil seiner selbst, als etwa die mehr peripher erlebten Lippen.

Dritte These: Die Erlebniswelt des Neugeborenen kreist um das Orale. Seine ersten Vertrautheitsempfindungen stellen sich allmählich bei den mit dem Stillen verbundenen, periodisch sich wiederholenden körperlichen Innenwahrnehmungen ein. Unsere primitivsten Erinnerungsspuren sind somit an körpereigene neuro-vegetative Abläufe, das »neuro-viscerale Gedächtnis« gebunden.

Vierte These: Die Mutterbrust wird vom Säugling gemeinsam mit seinem Mundtraktus als eine einheitliche, zum eigenen Körper gehörige »Gestalt« erlebt.

Fünfte These: Die Bedürfnisspannung der kindlichen Antriebe wird so drängend erlebt, daß sie gebieterisch eine sofortige und uneingeschränkte Befriedigung verlangt.

Wie erlebt es nun der Säugling, wenn er trotz qualvollen Hungers nicht angelegt wird? Oder wenn die Brust wegen Stillschwierigkeiten nur unzureichend spendet? Die kindlichen Triebe verlangen nicht nur gebieterisch nach sofortiger Befriedigung, sondern sind in ihren Ansprüchen auch maßlos. Rücksicht auf das »Objekt«, das zur Befriedigung seiner Bedürfnisse dient, kennt der Säugling noch nicht. Von ihm aus gesehen hat das Objekt überhaupt nur dadurch und auch nur insofern eine Existenzberechtigung, als es ihm zur Befriedigung dient, gleich ob dieser Zweck dem Objekt dienlich ist oder schadet. Auch die fürsorglichste Mutter kann gegenüber derartigen Triebansprüchen des Säuglings Enttäuschungserlebnisse nicht verhindern. Jedesmal bekommt dann die Brust neben dem Aspekt der guten, spendenden Quelle den der bösen, sich versagenden. Je mehr sich die unvermeidlichen, enttäuschenden Erfahrungen häufen, um so stärker prägt sich auch dieser negative Aspekt ein. Der Säugling erlebt somit »die« Welt, wie sie für ihn in jener ersten Frühphase in erster Linie durch die einheitliche Gestalt von Mundtraktus und mütterlicher Brust verkörpert ist, sowohl als spendend, befriedigend, warm, voll, mit einem Wort als »gut«; daneben aber auch immer wieder als quälend, versagend, kalt, leer: als »böse«. So wird die Mutter zum Urmodell der Zerrissenheit der Welt, ihrer *Antinomie*, die auch der gesunde Erwachsene oftmals so schmerzlich empfindet.

Entsprechend diesem gegensätzlichen Doppelaspekt muß auch die Reaktion des Säuglings, seine gefühlsmäßige Antwort, zwiespältig sein: Bejahung und Zuwendung einerseits, Negierung und Ablehnung andererseits. Beides dem gleichen Objekt gegenüber in wiederholtem Wechsel erlebt, verdichtet sich zum *Ambivalenzerlebnis*, d. h., daß zwei einander völlig entgegenstehende Empfindungen demselben Objekt gegenüber sich keineswegs ausschließen, sondern gleichermaßen vorhanden sein können. Dieses befremdliche Phänomen der Ambivalenz im menschlichen Seelenleben verdient unser höchstes Interesse. Nicht so sehr, weil es in dem der oralen Phase des Säuglings nachfolgenden Entwicklungsabschnitt eine besondere Ausprägung erfährt. Sondern mehr noch, weil es im späteren Leben die Gefühlsbeziehungen des Menschen zu bestimmten Figuren seiner Umwelt mehr oder minder stark beeinflußt. Selbst beim Gesunden, weit mehr noch beim neurotisch Erkrankten sind nämlich beide gegensätzlichen Pole, z. B. Liebe und Haß in wirksamer Form zugleich gegenwärtig, mag auch der eine Teil so sinnfällig überwiegen, daß er den anderen völlig verdeckt.

Wie verarbeitet der Säugling die Ambivalenz gegenüber der Mutterbrust? Nur die *spendende* Mutterbrust wird als ich-zugehörig empfunden; die noch unscharf gezogene Grenze zwischen Ich und Nicht-Ich ermöglicht eine solche anatomische Willkür. Er verhält sich mithin gar nicht so viel anders, als es auch der Erwachsene gegenüber Angenehmem und Unangenehmem tut: Was angenehm, lustvoll ist, reißt das Neugeborene an sich; was quälend, unlustvoll ist, stößt es von sich. Genauso wie es die »gute« Mutterbrust introjizierend als zu seinem Ich gehörig einverleibt, also mit seinen eigenen angenehmen Empfindungen im oralen Traktus während und nach dem Stillakt zu einer einheitlichen »Gestalt« verschmilzt, ebenso weist es die »böse« versagende Mutterbrust einschließlich aller körpereigenen unangenehmen Sensationen von sich, als seinem Ich nicht zugehörig, z. B. mittels Projektion nach außen.

Das klingt wieder reichlich theoretisch. Dabei tut der Säugling nichts anderes, als z. B. auch der Psychotiker, wenn der, wie wir sahen, seine geheimen, ihn quälenden Selbstvorwürfe nach »draußen«, in die Außenwelt, projiziert. Anschuldigungen von draußen können wir zu entfliehen suchen, oder können ihnen entgegentreten; nicht jedoch Selbstbeschuldigungen. Aber hat nicht auch der Gesunde die bereits in der Bibel gekennzeichnete Tendenz zu projizieren, indem er wohl den »Splitter« im Auge des anderen, nicht aber den »Balken« im eigenen sieht? Neigt der Mensch nicht dazu, alles Wohlgelungene seinem eigenen Verdienst zuzuschreiben, für alles Mißlungene und Widerwärtige aber »die anderen« oder »die widrigen Umstände« verantwortlich zu machen? So machen auch wir uns das Gute ständig zu eigen und schieben das Böse nach außen ab. Mit anderen Worten: Ohne es zu bemerken, projizieren und introjizieren auch wir noch ständig nach dem gleichen Prinzip, das wir in jener Frühphase des Säuglings als Norm kennenlernten.

Die obigen Ausführungen ergeben, jetzt wieder in Thesenform zusammengefaßt (und unter gleichzeitiger Erweiterung der bereits formulierten These 5):

Sechste These: Die Impulse des Neugeborenen sind dadurch gekennzeichnet, daß sie ihre Befriedigung erstens sofort, zweitens unerbittlich, drittens maß- und schrankenlos, viertens ohne Rücksicht auf das Objekt verlangen.

Siebente These: Dank der zentralen Bedeutung des Stillaktes für den Säugling wird ihm die Mutterbrust zum Urmodell für die Antinomie in der Welt. An ihr wird die Erfahrung seiner Ambivalenz in der Beziehung zur Welt (in seinen »Objektbeziehungen«) erstmals erlebt und für das spätere Leben gebahnt.

Achte These: Der erste Versuch, diesen Ambivalenzkonflikt zu lösen, erfolgt durch die Einverleibung (Introjektion) des guten Objektanteils sowie durch die Ausstoßung (Projektion) des bösen ins Nicht-Ich, die »Außenwelt«.

Wenn beim Säugling die Tendenz besteht, die Lust spendende Mutterbrust als zu sich gehörig und ihren Unlust bereitenden versagenden Anteil als zu der Welt draußen gehörig zu erleben, so muß das bald zwei weitreichende Folgen haben. Erstens muß dann die Außenwelt einen zunehmend versagenden und damit bösen, ja bedrohlichen Charakter bekommen. Sie muß Angst mobilisieren, sie wird zum Feind, zum Verfolger. Wie sieht aber in der Phase der Mundwelt, der oralen Phase, Bedrohung und Feindlichkeit aus? Zu jener Zeit kennt der Säugling praktisch nur die orale Kategorie. Orale Bedrohung und Aggression von außen kann demnach nur ein Verschlungenwerden, ein Gefressenwerden, ein Zerstückelt- und Einverleibtwerden sein.

In den Märchen und Mythen aller Völker zu allen Zeiten finden wir als kollektiven Niederschlag dieses ersten bedrohlichen Außenwelterlebnisses eines jeden von uns immer das Thema einer verschlingenden Riesenfigur, die z. B. in den Märchen meist in Gestalt einer alten Hexe dargestellt wird. Schon fast als normal anzusehende passagere Kinderphobien haben die gleiche Angst des Gefressenwerdens zum Inhalt.

Die zweite Folgerung, die sich aus der Projektion des Unlustbewirkenden nach außen ergibt, geht dahin, daß eine als versagend, als böswillig zurückhaltend erlebte Außenwelt Protest und Auflehnung mobilisiert. Wenn mir die versagende »böse« Mutterbrust nicht freiwillig gibt, was ich lebensnotwendig brauche, »zwingt« sie mich, es mir mit Gewalt zu holen.

Über welche »Gewalt« verfügt aber der Säugling? Er kann sich nicht von der Stelle bewegen, seine gesamte Skelettmuskulatur ist noch unentwickelt, selbst seine Arm- und Fingerbewegungen sind noch unkoordiniert. Als funktionstüchtig kennt er bisher allein den Mundtraktus. Also kann es wieder nur das »Orale« sein, was dem Säugling als Machtmittel, als Waffe zur Verfügung steht, um sich sein Recht zu holen. So bildet sich in ihm der Impuls, aus der Mutterbrust das ihm Vorenthaltene saugend herauszuholen und – auf einer späteren Entwicklungsstufe – nicht nur den Inhalt der Brust, auch den ganzen übrigen mütterlichen Leibesinhalt saugend und später auch beißend sich anzueignen, sich einzuverleiben.

In jener frühesten Phase kennt sich der Säugling selbst bisher nur stückweise. Er ist noch nicht als »Mensch« geboren. Entsprechend kann er auch sein Gegenüber, sein »Objekt«, die Mutter nur stückweise erfassen. Und zwar zunächst einmal nur hinsichtlich des »Stükkes«, das mit dem für ihn allein lebenswichtigen Stillakt zu tun hat. In einer derart primitiven »zerstückelten« Welt sind in ihm die Voraussetzungen noch nicht gegeben, um im »Objekt« ein mitmenschliches Wesen zu erkennen, geschweige denn, auf es als Person Rücksicht zu nehmen oder gar ihr zuliebe auf etwas zu verzichten.

Neunte These: Der Säugling nimmt zunächst nur stückweise von sich Kenntnis. Er erlebt sich also nicht als Kleinformat eines menschlichen Wesens im Sinne des Erwachsenen, sondern nur unter einem ganz begrenzten Teilaspekt, dessen Inhalt und Mittelpunkt der Stillakt ist. Auch in seinen Objektbeziehungen (Mutter) existiert entsprechend nur dieser Teilausschnitt. Er wird zunehmend ambivalent erlebt. Mitmenschliche Rücksichtnahme ist auf dieser Entwicklungsstufe noch nicht möglich.

Zehnte These: Somit muß der Versuch, den Ambivalenzkonflikt durch Projektion des »Bösen« ins Nicht-Ich, nach draußen, zu bewältigen, zwei Folgen nach sich ziehen:

1. Die Außenwelt wird zunehmend »böser«, d. h. versagender, unfreundlicher, verschlingender erlebt;
2. Je versagender und bösartiger aber die Außenwelt, um so mehr mobilisiert sie Auflehnung, Revolte und damit die eigenen aggressiven Impulse, sich gewaltsam des Vorenthaltenen oral zu bemächtigen.

Beide eben genannten Folgerungen bilden, sich gegenseitig verstärkend, einen verhängnisvollen Circulus vitiosus: Auf der einen Seite der Säugling, der aus der Maßlosigkeit seiner oralen Impulse unbegrenzt einverleiben, also die Welt verschlingen möchte; auf der anderen Seite eine Welt, die er als ihn verschlingen wollend erlebt. Hier wird erstmals von ihm das *Taliongesetz* erfahren: »Auge um Auge, Zahn um Zahn«; jenes Gesetz, das die früheste Kindheit beherrscht, darüber hinaus aber auch später noch in allen Erwachsenen als Rest jener frühen Kindheitsphase insgeheim wirksam ist.

So sieht sich der Säugling dem unlösbaren Dilemma gegenüber, daß, je mehr er, von seinen nicht sofort oder nicht ausreichend befriedigten Bedürfnissen getrieben, saugend und fressend fordert, ihm um so mehr Gefahr droht, gefressen und verschlungen zu werden. Das aber führt zu der schwerwiegenden Folgerung, daß die eigene Bedürfnisspannung mit dem aus ihr resultierenden *eigenen* Impuls zur eigentlichen Gefahrenquelle wird! Keineswegs kann der Säugling dies in jener frühesten Phase bereits auch nur einigermaßen klar erfassen. Aber die wiederholte Erfahrung läßt es ihn mehr und mehr wenigstens dumpf spüren. Zunächst vermag er nach gewohntem Vorbild auch diesen beunruhigenden Tatbestand von der Gefährlichkeit der eigenen Impulswelt aus sich heraus nach draußen in das Nicht-Ich, die Außenwelt, zu projizieren, wenn auch um den Preis, dadurch den »bösen Charakter« der Außenwelt noch zu steigern.

Dem Säugling wird es durch eine bestimmte Erfahrung beim Abstillen leicht gemacht, die durch erneute Projektion alles Bösen nach außen bisher schon geübte Abwehr auch gegenüber der dumpf andrängenden neuen Wahrnehmung, daß die mit dem Bösen verbundene drohende Gefahr ebenso auch aus dem eigenen Inneren kommt, noch eine Weile beibehalten zu können. Er kann nämlich beim Gestilltwerden in tagtäglicher mehrfacher Wiederholung die folgende nahezu gleiche Erfahrung machen: Zunächst ein dumpfes Spannungsgefühl, zunehmende Unlust, Durst und Hunger; dann motorische Unruhe, vielleicht bis zum Strampeln und Schreien gesteigert; darauf die oral-taktil aber auch geruchlich und geschmacklich wahrgenommene spendende Milchquelle (Brust, Flasche), ein lustvoll erlebtes Gestilltwerden mit Schwinden des quälenden Spannungs- und Unlustgefühls und zugleich gekoppelt mit wohltuendem warmem Hautkontakt, angenehmen Geruchs- und Geschmacksempfindungen und einem Bergungserlebnis, das den Säugling bald danach wieder in den »paradiesischen Urzustand« der früheren fast vegetativen Existenz versinken läßt – bis zur nächsten gleichermaßen verlaufenden Wiederholung des Ganzen.

So koppelt sich die anfangs spürbar werdende Bedürfnisspannung jedesmal mit der sogleich auftauchenden Vorstellung von der Befriedigung verschaffenden Brust (Flasche) immer mehr zu einer einzigen unlösbaren Erlebnisganzheit (»Gestalt«), so daß nach einiger Zeit schon die erste leise Regung von Durst- und Hungerempfindungen bereits genügt, um die Erlebniseinheit »Gestilltwerden« *in ihrer Gesamtheit* wachzurufen, das heißt also, vorwegnehmend auch schon den regelmäßig erfahrenen Höhepunkt und natürlichen Abschluß: das selige Sättigungserlebnis einzuschließen. Die auf diese Weise bereits erfolgte Vorwegnahme des beglückenden Abschlusses vermag tatsächlich die ersten unangenehmen Hungerregungen noch für eine Weile zu übertönen.

Die noch verfließenden Ichgrenzen sowie die für jene Frühphase des Säuglings ebenfalls noch charakteristische Undifferenziertheit seiner Sinneswahrnehmungen, die, zusammen genommen, ihm eine genauere Unterscheidung zwischen Ich und Nicht-Ich, sowie zwischen real Wahrgenommenem und bloß Vorgestelltem noch nicht ermöglichen, unterstützen solch »frommen Selbstbetrug«. (Wobei wir jedoch nicht übersehen sollten, daß selbst noch Jahre später der Daumenlutscher trotz inzwischen entwickelter Ichgrenzen und ausgereifter Sinnesfunktionen immer noch dieses gleiche lustvolle Spiel einer nur phantasierten Stillbefriedigung beibehält und es auch hartnäckig gegen alle Abgewöhnungsversuche seitens der Erzieher verteidigt; und zwar um so mehr, je enttäuschender er seine reale Umwelt erlebt. Der Tagträumer verbringt selbst noch als Erwachsener einen wesentlichen Teil seines Daseins bei solcher nur vorgestellten Scheinbefriedigung innerhalb seiner einst in früher Kindheit selbstherrlich geschaffenen und hartnäckig beibehaltenen Phantasiewelt.)

Schließlich macht aber eine nur phantasierte Befriedigung nicht satt – auch nicht den hungrigen Säugling. Er hat inzwischen jedoch beim Gestilltwerden eine weitere lebenswichtige Erfahrung machen können, die ihm ermöglicht, sein bisheriges, durch Projektion und Introjektion gekennzeichnetes und dadurch im Vergleich zum Erwachsenen phantastisches Weltbild noch eine weitere Zeitlang beizubehalten. Wenn der Säugling nämlich in der Erwartung des Gestilltwerdens doch allzu lange auf die Befriedigung warten muß, die er in der Vorstellung bereits, wie wir sahen, vorweggenommen hatte, muß der eben aufgezeigte »fromme Selbstbetrug« doch versagen. Die nunmehr verstärkt wahrgenommene Bedürfnisspannung äußert sich in erneuter Unruhe, diesmal von Strampeln und Schreien begleitet. Und dann pflegt die vermißte spendende Quelle über kurz oder lang doch zu erscheinen und ihre wohltuende Wirkung zu entfalten.

Der motorische Bewegungssturm, ursprünglich nur Ausdrucksbewegung, bekommt somit immer mehr *Zweckcharakter*: Er ruft die

Mutter tatsächlich herbei; er ändert also aktiv die Außenwelt. Der Säugling macht so eine eindrucksvolle Erfahrung: Er, der Hilflose, hat ein Zaubermittel zu seiner Verfügung: er bekommt Gewalt, Macht über das für ihn so lebenswichtige Objekt (spendende Brust, Flasche): sein Bewegungssturm vermag sie magisch herbeizurufen. Damit tut sich eine weitere Antinomie im Erleben des Kleinstkindes auf: Bisher erfuhr es eine extrem hilflose Abhängigkeit vom Objekt (Mutter). Nun macht es, wenn auch infolge falscher Interpretation der wahren Zusammenhänge, die Erfahrung, zunehmend Gewalt über das gleiche Objekt zu erlangen; eine Gewalt, die wegen ihrer magischen Wirkung sogar Allmachtscharakter erhält. Das sich wiederholende Erlebnis, zwischen zwei entgegengesetzten Erfahrungen hin- und hergerissen zu werden, muß ihm die Orientierung in der Welt erschweren, muß seine Ratlosigkeit und Unsicherheit erhöhen. Was durch folgenden Umstand verstärkt wird:

Die realen Erfahrungen, die der Säugling beim Stillakt macht, lassen den Unterschied zwischen bloß imaginierter und realer Triebbefriedigung immer deutlicher spürbar werden. Bald läßt auch das zu jener Zeit hochentwickelte Sinnesorgan, der Tastsinn, eine Differenz wahrnehmen zwischem dem einfachen Tasteindruck, den die Berührung eines fremden Objektes beim eigenen Finger hinterläßt, und dem doppelten Tasteindruck beim Berühren des eigenen Körpers. Vor allem aber hinterläßt die nun immer mehr zunehmende Muskeltätigkeit bzw. die mit ihr verbundene Tiefensensibilität Wahrnehmungsspuren − und zwar um so deutlicher, je mehr die anfänglich mehr zufälligen, unkoordinierten Bewegungsansätze nun allmählich durch planmäßig intentionierte und in ständiger Wiederholung sich typisierende und abrundende Bewegungsfiguren abgelöst werden. Entsprechendes geschieht auch mit den sonstigen sensiblen und sensorischen Wahrnehmungen jener Epoche. In ihrer ständigen Wiederholung werden sie immer deutlicher in das »Körperschema« eingetragen, das die Summe der Innenwahrnehmungen unserer Existenz als körperliches Wesen darstellt. Anfangs waren nur die beim Saugakt erlebte Bewegung der Mundmuskulatur und die gesamten Sensationen, die mit dem Stillakt verbunden sind − taktile, geschmackliche, Geruchs- und Wärmeempfindungen, sowie die sie begleitenden Gefühle − registriert worden. Es existierte nur eine orale Welt. Entsprechend werden jetzt im Körperschema des Säuglings auch schon Sensationen der Speiseröhre, des Magens eingezeichnet, und ebenso die Empfindungen, die mit Stuhl- und Harnentleerungen verbunden sind. Mit seinen Greifbewegungen, mit seinem Strampeln beginnt das Körperschema sich wiederum zu erweitern. Zwar ist es, verglichen mit dem des Erwachsenen, immer noch sehr unvollständig und grob verzeichnet. Die Wahrnehmung von sich selbst beginnt nun aber auch die ersten Zeichen der psychischen Existenz einzuschließen; die Grenzziehung zwischen Ich und Nicht-Ich wird mit diesen zunehmenden und differenzierteren Wahrnehmungen schärfer und schärfer. Die »geistige Geburt« ist im Gange, vorbereitet durch die sich entwickelnden Sinnesorgane: Geschmack, Geruch, Haut- und Tiefensensibilität; jedoch erst wirklich ermöglicht durch die sogenannten höheren Sinne: Gehör und Gesicht. Dem Gesichtssinn kommt bei diesem Prozeß, durch den das Kind zunehmend sich seiner selbst als Eigenwesen bewußt wird, eine besondere Rolle zu: Die bisher im Vordergrund stehenden und der Leiblichkeit zugeordneten Stoffwechselvorgänge wie Nahrungsaufnahme und Ausscheidung konnte der Säugling – so erlebt er es jedenfalls – noch so lange allein »mit sich selbst abmachen«, als er die Nahrungsquelle, die mütterliche Brust (bzw. die Flasche) ebenso als zu seiner eigenen Leiblichkeit gehörig erlebt wie etwa auch seine Ausscheidungsstellen für die Exkremente. Paradoxerweise erfährt der Säugling sich also ausgerechnet zur Zeit seiner größten Abhängigkeit und Hilflosigkeit als am unabhängigsten – und zwar einfach deshalb, weil er sich mangels ausgebildeter Ichgrenzen noch nicht als ein von seiner Umwelt gesondertes Wesen erfahren kann.

Um *diese* völlig neue Erfahrung machen zu können, braucht er jedoch etwas ihm wahrnehmbar »Entgegenstehendes«, ein *Objekt* (wörtlich übersetzt: ein Entgegengeworfenes), also etwas, mit dem er sich als ihm entgegenstehend auseinandersetzen kann, um sich so aus der bisher mit ihm unscharf verfließenden Umwelt sichtbar und spürbar abheben und distanzieren zu können. Diese erst durch den Gesichtssinn voll vermittelbare »Einsicht« in sein Gesondertsein ist die entscheidende Voraussetzung der »geistigen Geburt«.

Diese unaufhaltsam fortschreitende quantitative und qualitative Erweiterung verlangt immer gebieterischer eine Revision des bisher rein oral orientierten Weltbildes. Die beglückende Illusion von der anatomisch dem Säugling angehörenden spendenden guten Mutterbrust, mit dem eigenen lustvoll empfangenden Mundtraktus zu einer einheitlichen Gestalt verschmolzen, kann nicht mehr aufrechterhalten werden. Dieses kostbarste Gut der frühen Säuglingswelt muß dem sich aufdrängenden neuen Weltbild geopfert werden: ein schmerzlicher Verlust! Und die Projektion aller Unlust nach draußen hilft auf die Dauer auch nicht mehr. Das sich vervollkommnende Körperschema läßt immer deutlicher spüren, daß die drängende, quälende Impulswelt in ihm selber sitzt. Ja mehr noch: diese Impulswelt bringt ihn in furchtbare Gefahr. Denn je mehr er saugend und fressend von der Welt an sich reißen will, um so mehr will auch die Welt ihn fressen, verschlingen. Noch ist der Säugling in seiner biologischen Hilflosigkeit nicht fähig, die von außen und nun auch von innen auf ihn eindrängenden bedrohlichen Anforderungen in ihrer vollen Stärke zu verarbeiten.

Wenn der Abwehrmechanismus der *Projektion* nach außen gegen dieses Zuviel an gefährlich Andrängendem dank der sich entwickelnden Fähigkeit zur Realitätsprüfung zunehmend versagt, muß er durch einen anderen abgelöst werden, der den augenblicklichen

Möglichkeiten besser entspricht: durch den *Wahrnehmungsentzug*. Gewiß ist das ein fragwürdiger, weil wiederum nicht echter Lösungsversuch; er bietet aber immerhin eine wenigstens vorübergehende Entlastung, da er – Vogel Strauß – eine Außengefahr zu übersehen erlaubt.

Wirksamer ist diese neue Abwehrwaffe des Wahrnehmungsentzuges schon gegenüber den als Bedrohung erlebten Regungen im eigenen Inneren. Wir übersehen meist, daß schon normalerweise nur ein Bruchteil der Abläufe und Regungen in uns der bewußten Wahrnehmung zugänglich ist – und selbst dieser Bruchteil meist nur unvollständig und vorübergehend. Das gilt nicht nur für die vegetativen Abläufe wie Stoffwechsel, Kreislauf, Harnbereitung etc. – Wenn nun das Kleinkind mit zunehmender Reifung und realitätsgerechterer Vervollkommnung seines Körperschemas langsam wahrnehmen muß, daß das, was es als gefährlich Andrängendes immer stärker verspürt, aus dem eigenen Inneren stammende Triebregungen sind, so liegt es nahe, daß es zunächst mit den ihm zur Verfügung stehenden Mitteln (Wahrnehmungsentzug) den vorherigen Zustand wieder herzustellen trachtet; d. h., es wird das ihn beunruhigende Neue wieder in die seiner bewußten Wahrnehmung entzogenen Schichten des eigenen Inneren abzuschieben suchen (= *Verdrängung*).

Die Verdrängung setzt schon eine gewissen Differenzierung in verschiedene psychische Instanzen voraus, so daß sie erst etwa zwei bis drei Jahre nach der beschriebenen Entwicklung des Neugeborenen ihre Rolle als Abwehrvorgang voll übernehmen kann. Der Wandel in den Arten der Abwehr ist zugleich ein Zeichen dafür, daß die orale Welt in ihrer Ausschließlichkeit zu zerbröckeln beginnt. Doch finden wir sie in den nachfolgenden prägenitalen Phasen als wirksames Prinzip noch deutlich am Werke. Sie beherrscht unbemerkt sogar noch weitgehend das spätere Verhalten des Erwachsenen.

Der Säugling hat aber zu jener Zeit den schmerzlichen Prozeß zu erleiden, daß das für ihn existentielle Weltbild, in dem er sich bisher heimisch fühlte, zu eng geworden ist und aufgegeben werden muß. Gelingt es ihm nicht, statt dessen eine andere, neue Welt aufzubauen, erkrankt er. Depressive Züge, gepaart mit Nahrungsverweigerung, bald auch mit Stuhlverhaltung oder anderen intestinalen Störungen, stellen sich ein. Geschädigt geht er dann auf die weitere Lebensreise.

II. Zur prägenitalen Welt: das Intentionale

Kein Zweifel, daß der Säugling schon sexuelle Empfindungen kennt. Allein schon deshalb, weil die tägliche Säuberung, wenn er sich eingeschmutzt hat, eine Berührung der Geschlechtspartien unvermeidlich macht.

Wie werden diese Wahrnehmungen vom Säugling erlebt? Sicherlich noch nicht mit der Lustqualität, welche das Sexualempfinden der Erwachsenen charakterisiert. Dazu fehlen ihm noch zu viele physiologische und psychologische Voraussetzungen. Trotzdem haben wir kein Recht mehr, daran zu zweifeln, daß er sie schon früh als eine *spezifische* Lustqualität erfaßt, sie also doch als sehr viel »sexueller« erlebt, als der Erwachsene bisher glaubte. Wichtiger in unserem Zusammenhang ist jedoch, daß auch sie in der allerersten Phase genau wie alles andere zunächst *oral* erlebt und »interpretiert« werden, wie dies auch mit den so eindrucksvollen exkrementellen Funktionen und den mit ihnen verknüpften körperlichen Sensationen geschieht. So läßt beispielsweise der Urin, eine aus einer Körperöffnung warm ausströmende Flüssigkeit, zunächst die in dieser oralen Frühphase dominierende Erfahrungsvorstellung der warm ausströmenden Muttermilch anklingen, »ist« also eine Art Milchäquivalent. Entsprechend »ist« das den Urin spendende Organ eine Art Brust usw.

Die Oralität des Säuglings besteht aber nicht nur in passiver Aufnahme, in einem durch den Mund in sich Hineinlaufenlassen. Sie bedeutet auch *aktive* Zuwendung und eigene Mitarbeit: Die Brustwarzen suchen, fassen, saugen usw., damit das Außen in ihn hineingelange. Auch unsere Sinnesorgane, insbesondere Auge und Ohr, sind zwar zunächst einmal hochentwickelte passive Aufnahmeinstrumente. Trotzdem setzt ihr Gebrauch wie Sehen und Hören, Tasten, Riechen und Schmeckem eine aktive Zuwendung zum Objekt voraus. Neueste Untersuchungen über den Gesichtssinn haben auch experimentell bestätigt, daß das Sehen einen sehr erheblichen Energieaufwand beansprucht.

Husserl und *Brentano* haben den aktiven Anteil der scheinbar rein rezeptiven Sinnestätigkeit besonders untersucht. Rückgreifend auf den schon der mittelalterlichen Philosophie geläufigen Begriff der Intentionalität wollten sie diesen für das »Funktionieren« unserer Sinnesorgane unerläßlichen Anteil tätiger Mitwirkung, der bis dahin von der Physiologie und Psychologie nahezu übersehen worden war, in seiner Bedeutung herausstellen: *Intentionalität* meint die gerichtete Zuwendung zur Welt, zum Objekt. Ohne solche innere Haltung, eine Art Einstellung auf Zugewandtheit, würden unsere Sinne die vorhandenen Objekte der Außenwelt ebensowenig wirklich wahrnehmen wie die Objekte einer in Dämmerung liegenden Welt solange nicht wahrgenommen werden, bis ein gerichteter Lichtstrahl auf sie fällt.

Die Mutter muß sich kindgerecht verhalten. Sie, die für das Kleinstkind »die Welt« bedeutet, muß dieser Welt durch ihre liebevolle Zugewandtheit zum Kinde nicht nur ganz allgemein eine Vertrauen erweckende Tönung geben. Darüber hinaus muß sie im Neugeborenen die mit seiner langsam fortschreitenden Reifung jeweils erwachenden Impulse und sonstigen Regungen in rechter Weise anzusprechen wissen, d. h. sie weder vorzeitig wecken und forcieren, noch zur unrechten Zeit eindämmen – aber auch *adäquat*, d. h. beides in rechter Dosierung zu tun wissen. Nur so baut sich das Kind allmählich schöpferisch seine Welt, indem es nämlich vertrauend *der* Welt – Mutter – offen entgegenwächst.

Eine nicht als einladend oder gar als abstoßend erlebte Welt vermag die angelegte Bereitschaft zur intentionalen Zuwendung nicht hervorzulocken. Obwohl in solchem Falle, biologisch-mechanisch gesehen, die angelegte Triebwelt einschließlich der »Apparatur« der Sinnesorgane technisch einwandfrei vorhanden ist, kommt es zu so erheblichen Wahrnehmungsausfällen, daß sich »kein rechtes Bild gestalten« kann – mit allen sich daraus ergebenden späteren Folgen (Weltfremde und Lebensuntüchtige mit emotionalen oder intellektuellen Ausfällen bis zu psychoseartigen Zuständen).

Die intentionale Bereitschaft zur Objektbezogenheit kann man nur mit einer gewissen Gewalt der Oralität und noch weniger einer anderen Triebqualität einordnen. Die Intentionalität ist allgemeiner und umfassender als sie, sie ist nicht auf eine spezielle Zone zentriert wie beispielsweise die Oralität auf die Mundzone. Sie bedient sich aller unserer Sinnesorgane. Vielleicht ist sie auch älter als die Oralität, indem sie in Gestalt von kontaktbahnenden Tast-, mehr noch als Wärmeempfindungen, bis in die Intrauterinphase zurückreicht. Sie umfaßt die Gesamtheit unserer frühesten Zugewandtheit zur Welt. Sie ist Wegbereiter für unsere späteren reifen Objektbeziehungen. Die mit der Geburt einsetzende Oralität ist dramatischer, massiver, vitaler, aber auch enger und spezieller, so daß sie für die ganze früheste Lebensphase bestimmend wird. Die intentionale Zuwendung zur Welt ist dank ihrer Feinheit besonders störbar; der intentionale Kontakt reißt leicht ab. Er reagiert mit der Empfindsamkeit eines Seismographen auf die geringste vom Objekt ausgehende Störung, insbesondere auf jede Form von Ablehnung.

Erst die intentionale Zugewandtheit zu den Objekten läßt die Welt lebendig, farbig, warm und damit anziehend werden. Ohne diese ist sie grau, wird nur vage, fremd und distanziert erlebt und löst Ungewißheit, Unbehagen und Ängstlichkeit aus.

Der schizoide Menschentyp, der sich bei geringster wirklicher oder vermeintlicher Kränkung verletzt in sich zurückzieht, ist der Prototyp des intentional Labilen. *Kronfeld* und besonders *Schultz-Hencke* haben die Bedeutung des Intentionalen als selbständigen prägenitalen Erlebnisbereich herausgearbeitet und seine Beziehung zu den schizophrenen Erkrankungen aufgezeigt. Bekanntlich ordnet die Psychoanalyse die verschiedenen typischen neurotischen und psychotischen

Krankheitsformen jeweils bestimmten prägenitalen Kategorien bzw. den ihnen entsprechenden Phasen zu; z. B. die Hysterie dem Phallischen, die Zwangsneurose dem Analen, das manisch-depressive Irresein dem Oralen. Entsprechend sind die schizophrenen Zustandsbilder in ihren verschiedenen Spielarten in erster Linie dem Intentionalen beizuordnen. Das katatone Zustandsbild stellt das Extrem einer intentionalen Abwendung von der Welt dar: ihre totale Leugnung, und zwar mit allen Sinnen.

III. Allgemeines zur Genese der Fehlentwicklungen

Auf die frühe oral zentrierte Welt folgen innerhalb der biologisch festgelegten Entwicklung nun andere prägenitale Phasen, jede mit einem neuen Mittelpunkt und jede mit der Vorherrschaft einer anderen für sie charakteristischen Trieb- bzw. Erlebniskategorie. Als wichtigste seien die anale, die urethrale und phallische genannt, bis es dann auf dem Höhepunkt der ödipalen Phase zu einer ersten Ausreifung und damit zu einem vorläufigen Abschluß kommt.

Von welchen Faktoren hängt es nun ab, ob ein Säugling normal oder gestört die orale wie die nachfolgenden Phasen durchläuft?

Je nach *konstitutioneller Eigenart* werden verschiedene Säuglinge eine gleiche Umweltsituation, z. B. ein bestimmtes Verhalten der Mutter, andersartig erleben und somit unterschiedlich darauf reagieren. So werden sich bei ihnen trotz gleicher Umwelt verschiedene Erfahrungsniederschläge bilden, die prägend für ihr späteres Verhalten sind. Es ist also stets beides zu berücksichtigen: Anlage und Umwelt, und zwar im Sinne einer »Ergänzungsreihe« *(Freud)*. Trotz dieser ausdrücklichen Anerkennung des konstitutionellen Faktors muß festgestellt werden, daß sehr vieles von dem, was bisher als angeborene Gegebenheiten gewertet wurde, bereits Resultat der Verarbeitung frühester Umwelterfahrung ist.

Eine konstitutionelle Gegebenheit des Säuglings kann sich z. B. in der Intensität äußern, mit welcher das Neugeborene saugt. Sie kann bei jedem Kind einer Geschwisterreihe, vom ersten Tag an deutlich beobachtbar, verschieden ausgeprägt sein. Das motorische Äußerungsbedürfnis, sowie das Ausmaß an Sensibilität sind weitere, vorwiegend konstitutionelle Gegebenheiten.

Als praktisch wichtigster Faktor für das Zustandekommen von Fehlentwicklungen sind aber doch in jener Frühzeit ungünstig sich auswirkende Erfahrungen mit der sich nicht kindgerecht verhaltenden *Umwelt* anzusehen.

Wie sehen nun konkret die *nicht-kindgerechten Verhaltensweisen der Umwelt,* in erster Linie also *der Mutter* (oder einer Mutterersatzfigur) aus? Eine Mutter kann z. B. beim Stillen zu viel oder zu wenig geben. Sie kann aber nicht nur mit Nahrung, sondern auch mit Wärme und zärtlicher Zuneigung geizen. Sie kann andererseits den Säugling überfüttern, indem sie das Kind nicht genügend in Ruhe läßt, sondern es alle Augenblicke neuen Sinneseindrücken ausliefert. Sie kann es überzärtlich mit einem nie abreißenden Strom von Liebkosungen und ensprechendem Redeschwall überfluten. Oder die umgekehrte Situation: Eine Mutter, selber innerlich karg oder depressiv oder gefühlskalt, die ihr Kind in einer künstlichen Abgeschiedenheit und Isolierung hält und es an der nötigen »Ansprache« fehlen läßt.

Unter dem Einfluß der Lehre vom *psychischen Trauma* als neurosebedingendem Faktor wird immer nach groben, sinnfällig greifbaren akuten Anlässen gesucht und darüber die verhängnisvolle Bedeutung allerfeinster, dafür aber chronisch gleichmäßig einwirkender »atmosphärischer« Einflüsse übersehen. In Wirklichkeit werden einmalige Traumen selbst massiver Art meist erstaunlich gut und praktisch ohne Dauerschaden verarbeitet, wenn die Kind-Mutter- bzw. Kind-Umwelt-Beziehung atmosphärisch gut ist, wenn der Säugling also von Anfang an trotz aller unvermeidbaren, natürlichen, konflikthaften Auseinandersetzungen das Grundgefühl einer Geborgenheit in der Welt erlebt hat, wie es für die Herstellung des intentionalen Kontaktes so wesentlich ist.

Es sollen nun noch Beispiele atmosphärisch gestörter Situationen gegeben werden, wie sie erfahrungsgemäß den Erwerb früher Persönlichkeitsveränderungen beim Kinde begünstigen, welche dann zu den genannten Fehlentwicklungen führen.

An erster Stelle steht das Problem des unerwünschten Kindes, unerwünscht, weil es zwei Menschen zur nicht beabsichtigten Heirat nötigte oder die geplante Trennung eines verheirateten Paares durch sein unerwartetes Erscheinen verhinderte, aber auch weil aus wirtschaftlichen Gründen ein weiteres Kind eigentlich nicht mehr tragbar ist bzw. statt des ersehnten Knaben »nur« ein Mädchen geboren ist (oder umgekehrt), wo man doch schon drei oder vier Mädchen (bzw. Jungen) hat und eine weitere Schwangerschaft nur auf sich nahm, um sich selber oder dem Ehepartner den ersehnten Stammhalter (bzw. die Tochter) zu schenken.– Gewiß wird diese anfängliche Enttäuschung durch die echte Freude über das Kind oft schon bald überwunden sein. Aber noch öfter bleibt ein Stachel zurück, der sich, von Mutter und Vater unbemerkt und unbeabsichtigt, in ihrer Einstellung dem Kinde gegenüber in ganz bestimmten typischen Verhaltensweisen zu äußern pflegt, die sich dann verhängnisvoll auf das Neugeborene auswirken; z. B., wenn der Vater seine geheime Enttäuschung über den versagten Stammhalter dadurch kompensiert, daß er in seine jüngst geborene Tochter alles das projiziert, was ihm an ihrer Stelle ein Sohn bedeutet hätte. Er deckt und fördert so unbewußt ihre jungenhaften Züge, über die er sich freut, während er kein Verständnis für alles Mädchenhafte an ihr zeigt. So trägt er mit dieser Haltung im Laufe der Zeit zu einer allmählich sich entwickelnden Wesensänderung seiner Tochter bei, die ihrer natürlichen Entfaltung als Mädchen widerspricht. Das Kleinkind spürt sehr früh, was der ihm liebend zugewandte Elternteil mag und was nicht; wie es sich also verhalten und wie es sein muß, um dessen Liebe sicher zu bleiben.

Da der Vater erst Monate nach der Geburt des Kindes wirklich in dessen Welt eintritt, wirkt sich sein schädigender Einfluß dann doch nicht so verhängnisvoll aus, wenn er durch ein kindgerechtes Verhalten der Mutter in den ersten Lebensmonaten ausreichend aufgewogen wird. Verhängnisvoller ist schon die umgekehrte familiäre Konstellation, wenn nicht der Vater, sondern die Mutter die Enttäuschte ist: nämlich darüber, einen Sohn geboren zu haben, obwohl sie sich sehnlichst ein Mädchen wünschte; sei es, weil bei ihr eine ungelöste Problematik »dem Männlichen« gegenüber besteht, sei es, daß sie bereits Mutter mehrerer Jungen ist und ihr die Tochter wiederum versagt wurde. Nun wird sie, die, wie wir sahen, im Neugeborenen in den ersten Lebensmonaten die biologisch angelegten natürlichen Entwicklungstendenzen durch ihr »adäquates« Verhalten wecken und zur Entfaltung bringen sollte, in ihm das Mädchenhafte suchen und es dadurch unbewußt fördern. Extreme solcher Fehlhaltungen stellen dann jene Mütter dar, die später ihre Söhne auch äußerlich in Kleidung und Haarschnitt wie ein Mädchen erscheinen lassen. – Es kann aber auch umgekehrt eine mit ihrer *eigenen* Weiblichkeit zerfallene Mutter dann, ohne es zu bemerken geschweige denn zu wollen, ebenfalls in ihrer Tochter gleich von deren Geburt an die Entfaltung von allem spezifisch Weiblichen derart wenig fördern oder gar hemmen, daß ihr »atmosphärischer« Einfluß beim Kinde zu einer Persönlichkeitsentwicklung führt, die es später seinen Aufgaben als Frau und Mutter einfach nicht gewachsen sein läßt. Immer wieder werden so unbemerkt Fehlhaltungen von Generation zu Generation weitergegeben, ohne daß es sich um eine echte Vererbung handelte. – Auch dazu noch einige Beispiele:

Eine Frau, die aus neurotischer Einengung ihren eigenen vitalen Ansprüchen gegenüber eine asketische oder puritanische Abwehrideologie entwickelt hat, wird von Anbeginn die sich natürlich meldenden triebhaften Ansprüche ihres Kindes auch nicht bejahen können und so insgeheim einengen. Wieder einen anderen Typ stellt die Mutter dar, die wegen der problematisch gewordenen Ehe ihre natürlichen Zärtlichkeitsbedürfnisse dem eigenen Mann nicht zuwenden kann und deshalb ihr Kind damit überflutet. Sie spricht so, entgegen der biologischen Anlage des Kindes, vorzeitig und übermäßig stark dessen natürliche Triebentwicklung an, mit allen Folgeerscheinungen einer problematischen Frühreife. Hierzu das nicht weniger bedenkliche Gegenstück: die Mutter, die aus eigener Zärtlichkeitshemmung heraus ihr Kind bei pedantisch korrekter Pflege in kühler Distanz darben läßt. – Ein weiteres Beispiel stellt die Mutter dar, die ihr Kind ständig, ohne es zu merken, wie ein Baby umhegt und damit seine sich regenden Entfaltungsimpulse nicht nur nicht anspricht, sondern unbewußt erstickt. Eine Beeinflussung, die sich im späteren Leben im »ewigen Sohne«, der sich niemals von der Mutter gelöst hat und den Sprung in die eigene Ehe nicht wagt, auszuwirken pflegt (analog die »ewige Tochter« des Vaters!). – Nicht minder bedenklich ist auch die in ihrem Verhalten ständig sprunghaft wechselnde Mutter, die ihr Kind plötzlich mit einem hemmungslosen Strom von Liebe und Zärtlichkeit überflutet, um es kurz darauf dann ebenso plötzlich wieder fallen zu lassen – ein Verhalten, das ständig neu erschreckt und Lebensunsicherheit erzeugt. Oder die Mutter, die vor lauter Sauberkeit, Ordentlichkeit, Pünktlichkeit, Korrektheit und Hygiene keine Zeit, keinen Platz und auch bald keinen Sinn mehr für das hat, was für die Entwicklung des Kleinkindes mindestens ebenso wichtig ist: gemüthafte Brutwärme im behaglichen Nest.

Entscheidend ist nicht die Stundenzahl, die eine Mutter tatsächlich ihrem Kinde widmet, sondern die Art, in der dies geschieht: Augenblicke wirklicher, herzlicher Zuwendung wiegen mehr als noch so viele Stunden abgeleisteten »Dienstes am Kinde«. – Bedenklich sind die ewig abgehetzten Mütter, deren Tag pausenlos mit kindfremden Dingen ausgefüllt ist, so daß für die eigenen Kinder nichts mehr an »Zeit«, d. h. an innerer Zuwendung übrig bleibt.

Nach diesen beispielhaften Andeutungen zum Thema Umwelt wäre nun im einzelnen zu untersuchen, wie sich die gleichen bzw. andere Umweltfaktoren in den verschiedenen prägenitalen Entwicklungsphasen des langsam heranwachsenden kleinen Kindes auswirken, welche speziellen Verzahnungen hier zwischen Triebkategorie und pathogenem Umwelteinfluß bestehen und welche Formen neurotischer oder sonstwie abartiger Krankheitsbilder dann jeweils das Endergebnis sind.

Danach wäre die Schilderung der nachfolgenden, die orale Welt partiell überschneidenden *analen Phase* anzuschließen, in der sich eine völlig andersartige Zentrierung des Weltbildes ergibt. Wir würden sehen, wie parallel damit Selbstwahrnehmung und inneres Körperschema gewachsen sind; wie durch die für die anale Phase charakteristische Kategorie des Hergeben- und Behaltenkönnens (sowie durch die mit der Muskulaturentwicklung und eigenen Fortbewegungsmöglichkeit heranreifende Fähigkeit zur aggressiven Exekution) der Umgang mit den Objekten, besonders dem Besitz, immer realitätsangepaßter erlernt wird; wie sich dadurch, vor allem aber durch die Reinlichkeitserziehung, die Notwendigkeit ergibt, die bisherige weitgehende Willkür in der direkten und hemmungslosen Triebbefriedigung zugunsten einer sozialen Einordnung einzuschränken, ja teilweise ganz aufzugeben, um die Liebe der Mutter, von der das Kind auch jetzt noch weitgehend abhängt, nicht zu verlieren usw., usw.–

Das gleiche gälte für die nachfolgende *urethrale* und *phallische Phase* in ihrer allgemeinen wie spezifischen Problematik. Dann wäre aufzuzeigen, wie diese verschiedenen Weltsysteme, in denen das Kind von der Geburt bis zum vierten oder fünften Lebensjahr lebt, bei aller Unterschiedlichkeit schließlich doch zu einem gefügten Ganzen zusammenschmelzen, was mit »Grundstruktur« bezeichnet wird. In ihr sind alle bisherigen grundverschiedenen Erlebniskategorien enthalten und zu einem gemeinsamen reiferen Ordnungsprinzip sinnvoll zusammengefügt. Das alles noch detailliert auszuführen ist hier nicht möglich, so daß wir uns auf den im nachfolgenden Kapitel gebrachten Gesamtüberblick beschränken müssen.

Hat ein konstitutionell nicht ungewöhnlich vorbelasteter Neugeborener das Glück, während jener entscheidenden Frühzeit in eine »kindgerechte« Umwelt hineingeboren zu werden, so gelingt ihm jener Verschmelzungsprozeß zu einem harmonischen Ganzen, so daß er wohlgerüstet in die bevorstehende Auseinandersetzung mit den Problemen der ödipalen Phase eintreten kann. Andernfalls werden prägenitale Impulse als nicht eingeschmolzene Teilstücke immer wieder herausbrechen, so daß es schon in der ödipalen Phase zum Versagen kommt: der Weg in die Fehlentwicklung ist damit gebahnt, wie sie sich dann später auf den verschiedensten Bereichen der Lebensbewältigung äußern kann.

IV. Frühkindliche Erlebniswelt und psychoanalytische Neurosenlehre

(Versuch einer Kurzfassung in Form von Thesen)

1. Was wir im Vergleich zum Normalen bei der Neurose in übersteigerter und bei anderen Fehlentwicklungen, insbesondere bei der Psychose in oft abstruser Form antreffen, ist – unbeschadet bestimmter konstitutioneller Dispositionen – Auswirkung gewisser reflektorisch ablaufender abnormer Verarbeitungen frühkindlicher Erlebnisse. Diese gleichen »Mechanismen« sind in quantitativ abgeschwächter, aber qualitativ gleicher Art auch im Gesunden ständig untergründig am Werk. Sie sind beim Gesunden wie beim Kranken weitgehend oder ganz der Eigenwahrnehmung entzogen. Ihre Wirksamkeit ist ebenso wie ihre Funktion (ihr »Sinngehalt«) meist nur indirekt erschließbar.

2. Somit haben von der Psychoanalyse zuerst an der Neurose erhobene Befunde, die zum Fundament der psychoanalytischen Lehre wurden, auch für den Gesunden (den sogenannten Normalen) Gültigkeit. Sie sind damit Gegenstand einer allgemeinen Psychologie geworden. Diese »Tiefenpsychologie« ist unerläßlicher Bestandteil einer anthropologischen Psychologie, die den Menschen ingesamt, gleich ob krank oder gesund, erfassen will.

3. Diese genannten, jenseits der bewußten Wahrnehmung ablaufenden »Mechanismen« sind phylogenetisch älter als unsere bewußten psychischen Verarbeitungsformen. Sie sind »unbewußt«. Physiologisch gesehen sind sie stammhirnnäher als die jüngeren Erwerbungen der Großhirnrinde. Dadurch stehen sie den neuro-vegetativ-hormonalen Abläufen mit den ihnen entsprechenden affektiven Reaktionen näher, für die *Kraus* den Begriff »Tiefenperson« geprägt hat.

4. Der Zeitabschnitt zwischen Geburt und viertem bis fünftem Lebenjahr stellt die Lebensphase dar, in der, anfangs noch unverdeckt durch den erst allmählich erfolgenden Erwerb reiferer Formen psychischer Erlebnisverarbeitung, jene »Tiefenperson« in ihren »Mechanismen« und ihrem Kräftespiel unserer Beobachtung besonders zugänglich ist.

5. Das Kleinkind durchläuft in diesen Lebensjahren in biologisch festgelegter Folge eine Reihe sich überschneidender Entwicklungsstufen (»prägenitale Organisationsphasen«; *Freud*). Jede dieser Phasen ist durch die Prävalenz einer bestimmten Triebqualität gekennzeichnet (»Partialtriebe«; *Freud* z. B. *oral*), die mit dem jeweiligen Überwiegen auch der physiologischen Funktion der zugehörigen Körperöffnung einhergeht. (In unserem Beispiel der Oralität somit der Mundzone.)

6. Jede dieser »Phasen« oder »Organisationsstufen« ist durch drei Elemente spezifisch gekennzeichnet, nämlich durch
a) ein anatomisches Substrat (z. B. die Mundzone)
b) die ihm entsprechende biologische Funktion (Ernährung, später auch Sprache etc.)
c) eine entsprechende spezifische Impulsqualität (Oralität).

7. Anders ausgedrückt: Das jede der aufeinander folgenden prägenitalen Phasen jeweils kennzeichnende Weltbild kann unter drei verschiedenen Gesichtspunkten betrachtet werden, nämlich nach
a) seiner vorwiegenden Zentrierung um eine bestimmte Körperöffnung
b) seiner dadurch gegebenen besonderen (und für die biologische Existenz unerläßlichen) physiologischen Funktion
c) seiner spezifischen Triebqualität, die jede nicht nur ihre eigenen, für den Beobachter unverkennbaren Äußerungsformen hat, sondern auch mit einer spezifischen Erlebnisqualität kategorialen Charakters verknüpft ist.

8. Diese drei Elemente verschmelzen normalerweise zu einer funktionalen Einheit. Im Falle von Fehlentwicklungen kommt diese Verschmelzung aber nicht oder nur unvollständig oder fehlerhaft zustande, oder sie wird wieder rückgängig gemacht. Das kann sich in einer

Beeinträchtigung von einem, beider oder aller drei Elemente äußern; z. B. bei der Oralität in einer

a) Verlagerung von einer auf eine andere Zone (z. B. orale Tendenzen bei der Ejaculatio praecox)
b) Störung der physiologischen Funktion (z. B. Anorexie, Stottern)
c) sich charakterlich auswirkende Störung der spezifischen Triebqualität bzw. der entsprechenden Erlebniskategorie (z. B. Gier, abnorme Verzichtneigung u. ä.) bzw. in einer vielartigen Kombination solcher Störungen.

9. Die genannten verschiedenen Entwicklungsphasen der frühen Lebensjahre sind auch dann, wenn in erster Linie die ihnen zugehörige Erlebniskategorie gemeint war, von der Psychoanalyse aus guten Gründen nach der sie charakterisierenden physiologisch-vegetativen Funktion bezeichnet worden (oral, anal, urethral, phallisch).

10. Die gleichen Kategorien finden wir in verschieden starker Akzentuierung und Vermengung im späteren Leben wieder vor. Und zwar in normaler und in abartiger Form, nämlich

a) beim *Gesunden*
    (1) als normale Charakterzüge (anal z. B. als Sparsamkeit, Neigung zur Systematisierung)
    (2) als noch normale Persönlichkeitsvarianten (anal z. B. als Zwangstyp)
b) beim *Gestörten*
    (1) als abwegige Charakterzüge (anal z. B. als Geiz, Pedanterie)
    (2) als Neurose in den bekannten verschiedenen Neurosenstrukturen (anal, z. B. als Zwangsneurose)
    (3) als Perversion (anal z. B. als Sadomasochismus)
    (4) als psychosomatische Krankheitsbilder (oral z. B. als Sucht oder Anorexie)
    (5) als Kriminalität (oral z. B. als Stehlen)
    (6) als Psychose (oral z. B. als manisch-depressives Zustandsbild).

11. Ohne den Anteil vererbter Dispositionen bei den eben aufgezeigten vielartigen Möglichkeiten übersehen zu wollen, müssen wir klarstellen, daß für deren Manifestwerden die von jedem Menschen erst zu erwerbende spezifische Grundstruktur eine mindestens gleichbedeutende Rolle spielt. Und deren Ausformung hängt entscheidend davon ab, welche Erfahrung ein Kind in den ersten Lebensjahren in der Auseinandersetzung seiner verschiedenen Triebqualitäten mit der für es maßgeblichen Umwelt gemacht hat.

12. Diese *Grundstruktur* kann im günstigen Falle Ergebnis einer harmonischen Verschmelzung aller voll entwickelten »Partialtriebe«

somit auch der ihnen entsprechenden Erlebniskategorien sein, was die Ausformung einer gesunden Persönlichkeit bedeuten würde. Sie kann aber durch Unreife oder Teilausfälle einzelner – oder aller – Partialtriebe so beeinträchtigt sein, daß es infolge ihrer Labilität bei Belastungen zu den oben genannten Fehlentwicklungen kommt.

13. Je früher die zu solchen Fehlentwicklungen führenden schädigenden Faktoren einwirken, um so schwerer die Folgen, da das Kleinkind bereits geschädigt in die biologisch nachfolgenden Phasen eintritt. Eine z. B. bereits in der oralen Phase einsetzende Störung verhindert das normale Durchlaufen der analen Phase und läßt erneute Beeinträchtigungen während der analen Phase sich noch verhängnisvoller auf die Ausformung der nachfolgenden Phasen und damit der Grundstruktur auswirken.

14. Von dieser in den ersten vier bis fünf Lebensjahren erworbenen Grundstruktur hängt es ab, ob ein Mensch später unter den Belastungen der üblichen Versagungs- und Versuchungssituationen gegenüber seiner Umwelt in adäquater Weise, d. h. jeweils situationsgerecht reagieren kann, oder ob er unter dem Einfluß eines inadäquaten Abwehrmechanismus starr oder abartig reagieren »mußte«, weil eine bestimmte Umweltsituation in spezifischer Form die spezifischen Labilitäten seiner Grundstruktur angesprochen hat. (Manifestwerden der bisher latenten strukturellen Labilität: Ausbruch der Symptomatik.)

15. Von Art und Grad der Labilität der jeweiligen Grundstruktur und von Art, Schwere, Zeitpunkt und Einwirkungsdauer der schädigenden Umweltsituation hängt es dann ab, ob überhaupt, und wenn ja, in welcher Weise, in welchem Schweregrad und für welche Dauer sich die bis dahin verborgene Strukturlabilität manifestiert; ob es also zu einer Neurose, Perversion, Organsymptomatik, Psychose, Kriminalität, Verwahrlosung, Sucht usw. in ihren verschiedenen Spielarten und Kombinationen kommt; und ebenfalls, ob dies nur als flüchtigpassagere Symptomatik sich äußert, oder ob es schon bald in einer zur Chronifizierung neigenden Dauerform geschieht.

16. Statt, wie beim Gesunden, insgesamt zu einer organischen Einheit zu verschmelzen, drängen sich bei diesen abnormen Entwicklungsverläufen ein einzelner oder mehrere der nicht ausgereiften und nicht eingeschmolzenen Partialtriebe hervor und zerstören das Gleichgewicht. So entsteht vielfach sogar der Eindruck einer besonderen Triebstärke. Menschen mit solch unausgeglichener Grundstruktur sind aber in Wirklichkeit partiell auf einer für die früheste Kindheit charakteristischen passageren Entwicklungsstufe stehengeblieben oder auf sie zurückgefallen (*Fixierung* bzw. *Regression*).

17. So gesehen sind Neurosen und die anderen Formen von Fehlausgängen Ausdruck und Folge einer durch Ausbildung überstarker bzw. unzweckmäßiger Abwehrmechanismen nicht zustande gekommenen normalen Integration. Es handelt sich dabei jedoch, was erfahrungsgemäß von Außenstehenden leicht übersehen wird, um eine Hemmung und Fehlverarbeitung von an sich *normalen* Impulsen.

18. Die Neurosenform oder die sonstige Art einer Fehlentwicklung, an der ein Mensch später erkrankt, hängt vor allem davon ab, welcher oder welche der verschiedenen Partialtriebe in der frühen Kindheit besonders betroffen wurden. Es gibt somit eine Entsprechung zwischen bestimmten Impulskategorien und bestimmten Kategorien von Erkrankungen, z. B.: anale Impulswelt und Zwangsneurose; orale Impulswelt und manisch-depressive Zustandsbilder, aber auch Kriminalität (Kleptomanie), Sucht, oder Perversionen (Fellatio) u. a.

19. Solche Entsprechung besteht grundsätzlich auch bei den echten, nicht exogenen Psychosen, z. B. der Schizophrenie. Ohne eine konstitutionell gegebene Disposition leugnen zu wollen, müssen wir feststellen, daß bisher der Beweis für ihre primär-organische Bedingtheit nicht erbracht werden konnte. Nach *Schultz-Hencke* stellt sie die Sonderart einer extrem randständigen Neurosenvariante dar. Die Möglichkeit, daß es dabei *sekundär* zur Beeinträchtigung funktionaler Abläufe und sogar zu objektiv nachweisbarer somatischer Veränderung kommen kann, steht nicht im Widerspruch zu solcher Auffassung.

20. Gestützt auf die vorhergehenden Aussagen können wir jetzt unsere erste These in folgender Weise ergänzen und differenzieren: Das, was wir im späteren Leben eines Menschen als Neurose oder sonstige Fehlentwicklung einschließlich Psychose antreffen, ist Endstufe eines komplizierten Entwicklungsweges, und zwar Resultante aus dem Wechselspiel stets mehrerer Faktoren. Hierbei können wir grundsätzlich mindestens fünf verschiedene, in ihrer Auswirkung zeitlich aufeinander folgende Faktoren unterscheiden:

a) Bestimmte *konstitutionelle* Gegebenheiten (z. B. konstitutionell erhöhte Sensibilität oder Motorik) als etwaigen *begünstigenden* Faktor.

b) Den *Erwerb der spezifischen Grundstruktur* in den ersten Lebensjahren, deren Art abhängig ist vom Schicksal, das die einzelnen Triebqualitäten (Partialtriebe) während der ihnen zugeordneten Entwicklungsphasen in ihrer Auseinandersetzung mit den einmaligen Gegebenheiten ihrer Umwelt erfahren [*strukturierender* Faktor].

c) Die *Versuchungs- und Versagungssituationen,* die, in spezifischer Form etwa vorliegende unausgereifte Triebqualitäten in einer schon labilen Grundstruktur ansprechend, eine bisher latent neurotische Struktur manifest werden lassen. Solche Situationen werden meist fälschlicherweise als die eigentlichen Krankheitsursachen angesehen, während ihnen in Wirklichkeit nur die Rolle des Auslösers zukommt. Sichtbarer Ausdruck des Verlustes dieses bisher mühsam aufrechterhaltenen Gleichgewichtes ist der erstmalige Symptomausbruch [*auslösender* Faktor].

d) Den Einbau des einmal aufgetretenen neurotischen Symptoms in die psychische Ökonomie der Gesamtperson, sofern die ungünstigen Umweltbedingungen weiter einwirken [*fixierender* Faktor].

e) Die nachträgliche unbewußte Auswertung der Symptomatik im Sinne des sog. *»sekundären Krankheitsgewinnes«,* dies im weitesten Sinne des Wortes verstanden [*chronifizierender* Faktor].

Bewerten wir diese fünf sich zu einer geschlossenen Reihe ergänzenden Faktoren

a) Konstitution
b) Grundstrukturierung
c) Symptom auslösende Versuchungs- und Versagungssituation
d) Fixierung
e) Chronifizierung

untereinander, so ist vom pathogenetischen, besonders aber vom therapeutischen und prophylaktischen Gesichtspunkt aus die Grundstrukturierung der wichtigste. Der erste Faktor, die Konstitution, ist für uns weitgehend als Gegebenheit hinzunehmen, während die drei letztgenannten bereits in einer abhängigen Wechselbeziehung zur Grundstruktur stehen. Alles, was mit dem Erwerb dieser Grundstruktur, einem Prozeß, der bereits im fünften Lebensjahr zu einem vorläufigen Abschluß kommt, zusammenhängt, verdient somit unser besonderes Interesse.

So kommt der frühkindlichen Erlebniswelt für unser späteres Schicksal eine alles überragende Bedeutung zu.

B) Ursachen und Entstehungsbedingungen der Enuresis

> Vom cerebrum bis zum praeputium pflegt jede Verursachung für die Enuresis in Betracht gezogen zu werden; eine Ganzheitsbetrachtung oder auch nur Ansätze dazu aber fehlen. *(Christoffel)*

I. Erste Orientierungen

1. Begünstigende äußere Faktoren

Unter den Kindern und Jugendlichen, die nach dem Krieg in den Berliner Erziehungsberatungsstellen vorgestellt wurden, waren über 20 % Bettnässer. An der Poliklinik für Kinder und Jugendliche unseres Zentralinstitutes für psychogene Erkrankungen der Versicherungsanstalt Berlin (jetzt AOK) mußten wir unter den ersten 150 Patienten sogar die erschreckend hohe Zahl von 52 % Bettnässern feststellen, sei es, daß das Einnässen der alleinige Grund für ihr Kommen war, sei es, daß sich außerdem auch noch eine andere Symptomatik vorfand.

So schien der Einfluß äußerer Faktoren, nämlich kriegs- und nachkriegsbedingter Mängel und Nöte, für das Zustandekommen der Enuresis statistisch eindrucksvoll erwiesen. Dennoch muß gleich zu Anfang mit aller Deutlichkeit festgestellt werden, daß ihnen nur indirekt eine Bedeutung zukommt, und zwar im Sinne einer sekundären Begünstigung und Stabilisierung der Symptomatik. Sie sind also nicht »die Ursache« der Enuresis; ja sie haben nicht einmal das Gewicht von pathogenetisch unerläßlichen Bedingungen. Die für das Zustandekommen der Enuresis in Wirklichkeit entscheidenden Faktoren liegen – wie noch zu zeigen sein wird – auf einer ganz anderen Ebene. Um ihre Bedeutung verständlich zu machen, müssen allerdings einige klärende Bemerkungen vorausgeschickt werden.

2. Versuch einer Begriffsbestimmung und Abgrenzung der Enuresis

Die Enuresis nocturna, das Bettnässerleiden, ist nicht eine Erkrankung der Harnblase oder der sonstigen harnableitenden Wege, auch nicht des gesamten uropoetischen Systems. Selbst die Formulierung, daß es sich um eine Erkrankung des Gesamtkörpers handele, ist noch zu eng, da sie den Menschen zu sehr vom körperlichen Krankheitsgeschehen her zu sehen und zu werten scheint. Wir verstehen darunter ein Leiden, an dem die psychophysische Gesamtpersönlichkeit in allen »Schichten« beteiligt ist. Gewiß, nicht bei jedem Kind, das nächtlich einnäßt, lassen sich diese weiten Zusammenhänge aufweisen. Zweifellos gibt es auch Fälle, bei denen örtlich organische Ursachen vorliegen: eine Mißbildung, ein hartnäckiger Blasenkatarrh, Würmer, beim Knaben eine Phimose, beim Mädchen eine Vulvitis usw. Aber einmal ist die Zahl dieser Fälle, gemessen an der großen Menge der eigentlichen Bettnässer, gering – nach unserer Erfahrung machen sie höchstens 10 bis 15 % aus – und zum anderen würden wir diese Fälle – trotz ähnlicher Symptomatik – gar nicht in die Gruppe der *eigentlichen* Bettnässer einreihen. Sie begründen aber die sowieso selbstverständliche Forderung, jeden Enuretiker zunächst einmal einer sorgfältigen allgemeinen und örtlichen Untersuchung zu unterziehen, wobei insbesondere auf das Vorliegen von Schwachsinn und einer Spina bifida occulta zu achten ist, der allerdings nach unserer Überzeugung, die wir noch ausführlich belegen werden, bei weitem nicht die pathogene Rolle zukommt, die ihr heute oft noch zugeschrieben wird. Auch liegt nicht bei jedem Kind, das Intelligenzdefekte aufweist, ein *echter* Schwachsinn vor. Es gibt auch einen Pseudoschwachsinn auf neurotischer Basis, und zwar gerade bei bettnässenden Kindern, wie noch zu zeigen sein wird. Solche Kinder unbedenklich in die Gruppe der konstitutionell Degenerativen oder der sogenannten Psychopathen einzureihen, ist bequem, bedeutet aber, ihnen die wirkliche Diagnose und damit eine planmäßige Behandlung vorzuenthalten.

Das eigentliche Bettnässerleiden liegt nur dann vor, wenn wie bei der weit überwiegenden Zahl alle notwendigen klinischen Voruntersuchungen praktisch zu negativem Ergebnis führten, die Symptomatik aber trotzdem unvermindert fortbesteht.

3. Medizinisch-somatische Erklärungsversuche

Was ist denn nun die Enuresis wirklich, nachdem wir bisher nur hörten, was sie *nicht* sei. Am häufigsten wird wohl gesagt, daß es sich um eine Blasenschwäche handele. Merkwürdig ist dann aber, daß der typische Bettnässer in der Regel tagsüber seine Blase ausgezeichnet beherrscht. Liegt es also am Blasenschließmuskel, wie viele meinen? Warum ist dann aber ausgerechnet das männliche Geschlecht, das über einen weit kräftigeren Schließmuskel verfügt als das weibliche, zwei- bis dreimal so häufig von diesem Leiden befallen?

Dann müssen es die Nerven sein, die »schwachen Blasennerven«, die nicht nur von Laien, sondern auch von Ärzten oftmals gedankenlos für die Störung verantwortlich gemacht werden. Die pathologische Physiologie lehrt uns aber eindeutig, daß dann das Symptom des Harnträufelns, also gewissermaßen ein Überlaufen der übervollen Blase in jeweils kleinsten Mengen, eintreten müßte und nicht die für die Enuresis typische einmalige Gesamtentleerung im Strahl. Somit muß die Störung bei den übergeordneten Innervationsstellen liegen. Der Blasenschließmuskel (Sphincter) wird bekanntlich sympathisch, der Blasenentleerer (Detrusor) parasympathisch innerviert; und tatsächlich ist von ärztlicher Seite eine Vagotonie (= Tonussteigerung des parasympathischen Systems), also ein erhöhter Reizzustand des Blasenentleerers bei gleichzeitiger enormer Reizherabsetzung des Blasenverschließers für die Enuresis verantwortlich gemacht worden. Im Einzelfall mag solche Diagnose zutreffen. Keinesfalls aber sind Bettnässer insgesamt als Vagotoniker anzusehen. Konsequenterweise wird deshalb von anderen Ärzten die Störung im übergeordneten Innervationszentrum, dem Stammhirn, gesucht. Gewiß ist solche Möglichkeit denkbar, aber Denkmöglichkeit, sogar Wahrscheinlichkeit ist noch kein Beweis, und der Beweis für die Richtigkeit einer solchen These müßte von den Verfechtern dieser Theorie erst noch erbracht werden.

So bleibt noch der naheliegende Ausweg, eine Störung des Wasserhaushaltes anzunehmen und unter der heute so modernen Diagnose einer Dienzephalose wiederum den Schwerpunkt ins Stammhirn zu verlagern. Demgegenüber ist festzustellen, daß normalerweise etwa $2/3$ der Flüssigkeitsausscheidung durch den Harn tagsüber und nur ein knappes Drittel nachts erfolgt. Beim Gros der Bettnässer ist dieses Verhältnis keineswegs verschoben. Nykturie[2] oder Pollakisurie[3] haben grundsätzlich mit der echten Enuresis nichts zu tun, auch dann nicht, wenn gelegentlich Kopplungen vorkommen mögen. Also muß die Schuld bei einer anderen vegetativen Regulationsstörung gesucht werden: bei einer Schlafstörung; und so wird der tatsächlich auffällige Tiefschlaf des Bettnässers, auf den wir später noch einge-

---

[2] Vermehrtes nächtliches Wasserlassen
[3] Drang zu häufiger Entleerung kleiner Harnmengen

hen werden, verantwortlich gemacht. Aber im Schlaf kommt es automatisch zu einer Tonussteigerung im Schließmuskel, also gerade nicht zu einer Erschlaffung; ferner zeigt die genaue Beobachtung eindeutig, daß das Einnässen gar nicht während des Tiefschlafes zu erfolgen pflegt, sondern nach der Tiefschlaf-Phase im Zustande eines bereits Halbwachseins.

So bleibt als ultima ratio die Diagnose einer konstitutionellen Abwegigkeit, eine Annahme, zu der die gelegentliche Kopplung mit einer Spina bifida bereits verführte. Tatsächlich sind bei einzelnen Bettnässern andeutungsweise hydrozephalusartige Ventrikelausbuchtungen nachgewiesen worden (Koch). Ihre Zahl ist aber, gemessen an der Gesamtzahl der Bettnässer, so minimal, daß auch diesen Untersuchungsergebnissen bisher keine Beweiskraft zugesprochen werden kann. Ja selbst wenn sich wirklich derartige Befunde häufiger finden sollten, würden sie, zusammen mit der ebenfalls in einem bestimmten Prozentsatz nachzuweisenden Spina bifida oder sonstigen naevusartigen Veränderungen in der Lendenwirbelsäulengegend, doch nicht mehr belegen, als daß bei einem bestimmten Prozentsatz gewisse konstitutionell-degenerative Merkmale vorliegen können. Wir werden noch sehen, welcher Platz dem konstitutionellen Faktor im Rahmen des Gefüges der Entstehungsbedingungen tatsächlich zuzuweisen ist. Da die weit überwiegende Zahl der Bettnässer derartige degenerative Stigmata eindeutig *nicht* aufweist, vermögen die aufgeführten Theorien samt und sonders nicht zu befriedigen. Sie erwecken vielmehr den Eindruck von ad hoc gemachten Erklärungsversuchen.

Statt also den auffälligen Tatbestand, daß beim eigentlichen Bettnässerleiden die körperlichen Untersuchungen typischerweise keinen krankhaften Befund ergeben, durch Hypothesen zu verwischen, die pathogenetisch doch unbefriedigend und zudem therapeutisch unfruchtbar sind, sollten wir aus diesem Tatbestand die Schlußfolgerung ziehen, daß offensichtlich zu der bisher ärztlich allein berücksichtigten medizinisch-körperlichen Betrachtungsweise noch etwas anderes hinzukommen muß, wenn wir einen Zugang zum Verständnis der »Ursache« und damit zur Behandlung dieses Leidens gewinnen wollen.

4. Auslösende Faktoren und wie sie vom Kind erlebt werden

Ein erster Hinweis ergibt sich schon, wenn wir einmal unsere Patienten überprüfen. Wenn auch alle Lebensalter von diesem Leiden betroffen werden, so sind doch am stärksten bestimmte Abschnitte des ersten Lebensjahrzehntes vertreten. Ferner zeigt sich, daß es zwei Kategorien gibt: die einen, die niemals aufgehört haben, einzunässen, und die anderen, die um das zweite Lebensjahr (bzw. früher oder später) bereits trocken waren, dann aber nach einem Intervall von einigen Jahren (oftmals auch nur Monaten) erneut einnässen. Fast immer wissen die Mütter ganz bestimmte Anlässe für das meist schlagartige Wiedereinsetzen des Einnässens anzugeben. Wenn diese Angaben auch – wie es meist bei den von den Angehörigen gebrachten Erklärungen zur Krankheitsentstehung der Fall ist – schief gesehen werden und nur bedingt verwertbar sind, so ergeben sich in unseren Fällen doch für den Kundigen aufschlußreiche Hinweise, die, durch weitere Befragung ergänzt, den wahren Sachverhalt aufdecken.

So hören wir beispielsweise – ich zitiere besonders typische Fälle – daß ein Mädchen, das mit eineinhalb Jahren bereits trocken war, mit drei Jahren plötzlich wieder einzunässen begann, als die bisher Einzige ein Brüderchen bekam. Genaueres Befragen ergibt, daß die vorher von beiden Eltern verwöhnte und besonders beachtete kleine Patientin durch den Neugeborenen in den Hintergrund gedrängt wurde, zumal der Vater, der anfangs »ganz närrisch« nach seinem Töchterchen war, »mit fliegenden Fahnen« zum heimlich ersehnten Stammhalter überging.

Eine Variante kriegsbedingter Art beobachtete ich in meiner eigenen Familie: Mein Jüngster, der, weil damals noch zu klein, nicht mit den beiden um zwei und vier Jahre älteren Brüdern in eine weniger kriegsgefährdete Gegend geschickt worden war, sondern bei der Mutter in Berlin blieb, also wie ein Einzelkind aufwuchs, näßte, obwohl längst sauber, prompt in der ersten Nacht ein, als die beiden älteren Geschwister nach dreijähriger Abwesenheit ins Elternhaus heimkehrten und er Zeuge der Wiedersehensfreude der Eltern nach so langer Trennung war.

Oder wir hören, daß das Wiedereinnässen begann, als das Kind, das längere Zeit mit der verwitweten oder geschiedenen Mutter allein lebte, einen neuen Vater bekam, mit dem es sich nun in die Liebe der Mutter teilen muß.

Oder wir erfahren, daß bei einer Vierjährigen, die ebenfalls bereits seit zwei Jahren trocken war, das Bettnässen wieder einsetzte, als an die Stelle der verstorbenen warmherzigen altmodischen Großmutter, die das Kind fast allein betreut hatte, eine modern geschulte, aber herzenskalte Erzieherin trat.

Oder eine Mutter erzählt, daß ein bisher vertrauensvolles, still zufrieden lebendes Kind mit Einnässen antwortete, als es fünfjährig von einer großen Bulldogge angefallen worden sei, obwohl der Hund gar nicht habe beißen, sondern nur mit dem Kinde spielen wollen.

Erfahrungsgemäß führen auch die Anforderungen des Schulbeginns bei manchen, nicht altersgemäß lebenstüchtigen Kindern zu einer Enuresis.

5. Erster Hinweis auf die Bedeutung seelischer Faktoren

Diese wenigen Beobachtungen mögen genügen, um zu zeigen, daß offensichtlich, wie jedem einsichtigen Kinderarzt bekannt ist, bestimmte psychische Erlebnisse das Leiden auslösen können. Welcher Art sind sie? Gemeinsam ist den angeführten Beispielen, daß etwas Unbekanntes beunruhigend in die stille Abgeschiedenheit der Welt des Kindes von außen einbricht. Etwas, wodurch sich das Kind bedroht fühlt; etwas, das es plötzlich die bisher nicht gekannte »Härte« der Welt draußen schmerzlich erfahren läßt. Ereignisse also, die die bisherige sichere Geborgenheit des Kindes im Elternhaus jäh in Frage stellen (»Versagungssituationen«, die ebenso wie »Versuchungssituationen« eine bisher latente neurotische Struktur dadurch, daß eine Symptomatik ausgelöst wird, in Erscheinung treten lassen).

Wie erlebt das Kleinkind solche Einbrüche? Seine Welt begrenzt sich noch auf sein Verhältnis zu den wenigen nahen Bezugspersonen dieser frühen Lebensphase, insbesondere also zur Mutter (oder einer Person, die sie ersetzt). Es lebt noch ganz im »mütterlichen Raum«. Sie ist ihm Mittelpunkt der Welt, ist sein »Abgott«, und wird entsprechend auch als allmächtig erlebt. Das Kleinkind erfaßt noch nicht die unerbittliche Notwendigkeit einer Trennung durch schwere Krankheit, Tod oder sonstige unentrinnbare Schicksale. Ebenso kann es auch nicht begreifen und es nicht hinnehmen, daß es durch die Geburt jüngerer (oder die Rückkehr älterer) Geschwister als bisher bevorzugtes Einzelkind entthront wird, daß die Rückkehr des Vaters nach jahrelanger Abwesenheit (z. B. infolge von Krieg oder Gefangenschaft) oder das Auftauchen eines Stiefvaters oder sonstige Einbrüche in seine geborgene Welt seinen Alleinanspruch an die Mutter gefährden. Es vermag noch nicht zu verstehen, daß auch die Mutter schicksalhaften Notwendigkeiten ausgeliefert ist. Gerade weil es der Mutter »Allmacht« zuerkennt, erlebt es solche Schicksalseinbrüche als ihm von der »Welt«, das heißt aber, von der Mutter angetan. Ihr werden sie zur Last gelegt. Dadurch bekommt alles Schlimme, was ihm widerfährt, den Charakter einer Preisgabe, einer Lieblosigkeit, wird als schwere Versagung und als bittere Enttäuschung an der Mutter erlebt. Das kindliche Lebensgrundgefühl vertrauenden Geborgenseins in der Welt ist durch ihre »Schuld« plötzlich aufs schwerste erschüttert.

II. Die entscheidende Bedeutung der Phase der Reinlichkeitsgewöhnung

1. Reinlichkeitsgewöhnung aus der Sicht des Kleinkindes

So etwa sieht es in der Seele der kleinen Patienten aus, die wie in den angeführten Beispielen plötzlich wieder anfangen, nächtlich einzunässen, nachdem sie schon längst sauber waren. Schon dieses Ergebnis einer ersten flüchtigen Orientierung auf Grund konkreter Einzelbeobachtungen berechtigt dazu – obwohl es sich beim Bettnässen um ein *körperliches* Leiden zu handeln scheint – *vom Seelischen her* einen Zugang zur Aufhellung der Enuresis zu suchen.

Die Beobachtung diesmal des *gesunden* Kleinkindes zur Zeit, da es sauber wird, kann uns helfen, hier weiterzukommen. Wie wird ein Kind normalerweise sauber? Oder, um das Problem schärfer herauszustellen, einmal überspitzt gefragt: Warum bleibt das Kind nicht einfach beim physiologischen Einnässen der Säuglingszeit? Ist das Trockenwerden ein Erziehungsprodukt, oder erfolgt es spontan, also von innen heraus, als Ausdruck dafür, daß inzwischen eine bestimmte Reifestufe erreicht wurde?

Was zeigt sich bei der Tierbeobachtung? Schon bei den höheren frei lebenden Tieren finden wir die Tendenz, die Exkremente nicht direkt am Lagerplatz abzusetzen. Deutlicher tritt dieses Verhalten bei bestimmten domestizierten Tieren in Erscheinung, und zwar meist von einem gewissen Lebensalter an. Man hat den Versuch gemacht, die Verhältnisse beim Menschen mit Hilfe eines Massenexperimentes zu klären. Nach dem ersten Weltkrieg hat man es in einem russischen Waisenhaus ausdrücklich unterlassen, die Kinder zur Reinlichkeit zu erziehen. Soweit meine Informationen über die – mir im Original nicht zugänglichen – Ergebnisse dieses Experimentes reichen, setzte sich im 3. bis 4. Lebensjahr das Sauberkeitsbedürfnis eindeutig durch. Es kam also »spontan« zur Sauberkeitsgewöhnung. Immerhin ist einzuräumen, daß diese Versuche nicht voll beweisend sind, da es praktisch unmöglich sein dürfte, wirklich alle Einflüsse vollkommen auszuschalten, die sich im Sinne einer Reinlichkeitserziehung auswirken könnten. Und sei es allein die Beobachtung der Kinder, daß die Erwachsenen (die ja auch, ohne es zu beabsichtigen, als Vorbild wirken) doch ihrerseits nicht unter sich lassen oder gar mit ihrem Kot schmieren, sondern sauber sind.

Wenn wir einmal wirklich unbelastet von den Wertungen des Erwachsenen das Kleinstkind in seiner inneren Einstellung zu seinen Körperausscheidungen beobachten, machen wir eine erstaunliche Feststellung: Jede Mutter weiß, daß das Verhältnis des Kindes zu Stuhl und Urin in den ersten Lebensmonaten völlig anders ist als später beim Erwachsenen. Ekel kennt das Kind in diesem Lebensabschnitt noch nicht. Im Gegenteil: die Beschäftigung mit seinen Körperausscheidungen bereitet ihm offensichtlich Vergnügen. Die Unbekümmertheit, mit der das durch entsprechende Erziehungsverbote noch nicht belastete Kind seinen Kot anfaßt, formend mit ihm spielt, ihn an Möbel, Kleidungsstücke, auch in sein Gesicht schmiert, muß man sich ausdrücklich ins Gedächtnis zurückrufen, um zu verstehen, daß zu jener Zeit auch das Einnässen offensichtlich noch nicht als unangenehm und eindeutig noch nicht als schmutzig-eklig erlebt wird. Im Gegenteil: die warme Feuchtigkeit wird zumindest zunächst eher als angenehmer Hautreiz empfunden. Erst die Empfindung kalter Nässe bei Abkühlung ist unlustvoll. Beim Kind, das über Nacht warm zugedeckt in seinem Bettchen bleibt, wird sie kaum spürbar. Erst morgens beim Aufdecken wird sie deutlich.

Diese zunächst überraschenden Feststellungen verlieren ihren uns befremdenden Charakter, wenn wir uns daran erinnern, daß der Mensch vor seiner Geburt Monate in der warmen Feuchte der mütterlichen Gebärmutter (Fruchtwasser!) verbringt. Nach der Geburt stellt somit die Trockenheit der »sauberen« Windeln einen fremdartigen und daher »unphysiologischeren« Hautreiz dar als die durch Einnässen wiederhergestellte warme Feuchte der nach Auffassung der Erwachsenen doch »schmutzigen« Windel! Das Einnässen bewirkt also nachgeburtlich, daß der gewohnte »physiologische« Hautreiz, der die Phase der Geborgenheit in der Gebärmutter kennzeichnet, sich wiederum einstellt.

Psychologisch liegt das eigentliche Problem bei der Frage: Wie kommt das Kind dazu, seinen gewohnten, bequemen und offensichtlich durchaus angenehmen Frühzustand des Einnässens aufzugeben zugunsten einer von der zivilisierten Erwachsenenwelt geforderten Reinlichkeit, deren Wert und Vorteile das Kleinkind doch noch keineswegs erfassen kann? Wenn der Pädiater die Reinlichkeitserziehung als Schaffung eines »bedingten Reflexes« bezeichnet, so ist das gewiß richtig. Und die erfahrene Mutter oder Pflegerin tut alles, um möglichst günstige Voraussetzungen zur Bahnung dieses Reflexes zu schaffen, indem sie dafür sorgt, daß das Kind immer zur gleichen Zeit, am gleichen Ort, von der gleichen Person und in gleicher Art abgehalten wird. Das ist aber nur die eine Seite der Lösung der Aufgabe. Wichtiger noch ist ein anderes Moment, dessen Außerachtlassung eine solche Sauberkeitsdressur sogar bedenklich erscheinen läßt. Im Hinblick auf dieses andere Moment lehnen wir auch die Forderung vieler Pädiater, bereits beim halbjährigen Kind mit der Sauberkeitserziehung zu beginnen, scharf ab. Man sollte frühestens beim Dreiviertel- bis Anderthalbjährigen damit anfangen, und zwar schon deshalb, weil erst mit dem in diesem Alter erreichten Reifegrad (Beherrschung der Körpermuskulatur, Sitzen, erste Gehversuche, Steuerungsmöglichkeit der Blasenmuskulatur) vom Körperlichen her die unerläßlichen Mindestvoraussetzungen vorliegen. Mehr aber noch aus einem anderen Grunde, der mit der psychischen Reife zu tun hat und der uns wegen seiner prinzipiellen Bedeutung für unser Thema nun ausführlich beschäftigen muß.

2. Willkür – »soziale« Einordnung

Hier müssen wir zunächst (scheinbar) etwas vom eigentlichen Thema abgehen. Erst später wird sich zeigen, daß dieser Umweg unerläßlich war, um zu einem wirklichen Verständnis des Bettnässerleidens zu gelangen. Wieder müssen wir versuchen, uns lebendig zu veranschaulichen, wie das Bemühen des Erwachsenen um die Sauberkeitserziehung aus der Perspektive des Kleinkindes erlebt wird.

Nach einer *Frühphase ungestörter Willkür*, des einfachen »Laufenlassens«, merkt das Kind, daß die Mutter nun etwas von ihm will. Es braucht eine gewisse Zeit, bis es die Erfahrung macht, daß die Mutter, wenn es seine Körperausscheidungen so von sich gibt, wie sie es wünscht, erfreut ist, das Kind lobt, es belohnt, daß also die Kind-Mutter-Beziehung besonders gut ist; während umgekehrt dann, wenn das Kind wie bisher seinen Urin einfach »laufen läßt«, wann, wo und wie es mag, die Mutter ungehalten, »böse« ist, schimpft oder gar das Kind schlägt. Um sich normal zu entwickeln, braucht ein Kind aber nicht nur Kalorien und Hygiene. Unerläßlich braucht es ebenso Wärme und liebende Bestätigung, wie sie die herzliche Zuwendung einer gesunden Mutter ihrem Kind gewährt. Setzt das Kind die wohltuende bergende Wärme der ungestörten Mutter-Kind-Beziehung dadurch immer wieder aufs Spiel, daß es durch Einnässen oder gar Einkoten die Mutter verstimmt, verärgert, »böse« macht, so leidet es selbst am meisten darunter.

3. Bedeutung einer guten Kind-Mutter-Beziehung

Schon diese Überlegungen zeigen, wie wesentlich in der Reinlichkeitserziehung das Verhalten der Mutter ist, wie sehr sie, auch vorher schon, durch ihre Wesensart das Verhältnis des Kleinkindes zu seiner Umwelt bestimmt. Das wird durch zwei weitere Tatsachen noch unterstrichen. Nur einem geliebten Menschen schenkt man gern. Nur einer geliebten Mutter zuliebe, mit der es in ungestört guter Beziehung lebt, ist das Kind fähig, einen Verzicht zu leisten, freiwillig ein Opfer zu bringen. Die Aufgabe seiner bequemen Willkür zugunsten einer weit anstrengenderen Reglementierung bedeutet, vom Standpunkt des Kindes gesehen, zunächst einmal Opfer und Verzicht.

Jedoch genauso wie das Kleinkind den Erwerb der Fähigkeit zu laufen voller Freude erlebt, bedeutet auch die mühsam erworbene Fähigkeit, die Schließmuskulatur des Darmes und der Blase zu steuern, eine lustvolle Steigerung des Selbstgefühls, macht »stolz«. Natürlich spielt sich dieses Erleben beim Kleinkind nun nicht mit der

Klarheit und Ausdrücklichkeit ab, wie sie für die bewußten Überlegungen und Entscheidungen des Erwachsenen charakteristisch sind, sondern es bleibt ein dumpfes, ahnungsartiges Fühlen, wie es für jenes Alter kennzeichnend ist.

Wir sehen, wie grundverschieden das Ergebnis der Reinlichkeitsgewöhnung bei einer guten und bei einer gestörten Kind-Mutter-Beziehung sein wird. Gewiß kann man auch mit Schimpfen, Schlagen, Einsperren und Hungernlassen zum Ziele kommen, meist jedenfalls. Die fragwürdige Frucht eines solchen Dressats wird uns gleich noch – und gerade auch in bezug auf die Enuresis – zu beschäftigen haben. Aber eindeutig ergibt sich aus diesen Ausführungen, daß es einer gewissen Mindestreife des Kindes bedarf, wenn die Reinlichkeitserziehung unter seiner sinnvollen *Mit*hilfe und nicht *gegen* das Kind erfolgen soll. Solche Fähigkeit ist aber beim Halbjährigen noch nicht hinreichend entwickelt, ebenso wie zu diesem Zeitpunkt auch andere notwendige biologische Voraussetzungen nicht genügend gefestigt sind. Selbstverständlich ist uns bekannt, daß besonders »tüchtige« Mütter diesen glänzenden Dressurakt – auch ohne Prügel – mit Erfolg durchführen. Möglich ist es also, zumindest in einer Reihe von Fällen; aber – nicht ohne Schaden.

Eine erfahrene Heimleiterin wies darauf hin, daß die früh sauberen Kinder vielfach durch größere Unsauberkeit auf anderen Gebieten oder durch besondere Schwierigkeiten, sich einzuordnen, auffallen. Ist das nur ein zufälliges Zusammentreffen? Nach unserer Erfahrung nicht. Denn diese aus der Praxis stammende Beobachtung trifft genau den Punkt, weshalb über die bereits angegebenen Gründe hinaus ausdrücklich vor einem so frühen Dressat zur Sauberkeit gewarnt werden muß.

Das Leben des Menschen verläuft in biologischen Phasen, die sich besonders in der Kindheit noch deutlich voneinander abheben. Im Interesse einer späteren gesunden leib-seelischen Entwicklung braucht das Kind für eine jede solche Phase eine gewisse Zeit. Durch Einwirkungen von außen, z. B. Erziehungseinflüsse, kann die Phasendauer zwar in gewissen Grenzen verändert (also verkürzt oder verlängert) werden. Aber eben doch nur in engen Grenzen. Sonst richtet man Schaden an. Genauso wie bei der Ernährung des Säuglings seine jeweilige Entwicklungsphase unbedingt zu berücksichtigen ist, damit es nicht infolge von vorzeitiger Verabreichung noch nicht altersgemäßer Kost zu schweren Ernährungsstörungen kommt, muß dem Kind eine biologisch bestimmten Erfordernissen entsprechende Zeitspanne des ungestörten »Laufenlassens« zugestanden werden, um zu verhüten, daß eine unzeitige Einengung und Aufhebung der biologischen Willkürphase durch eine verfrühte Reinlichkeitserziehung zu einer Schädigung seiner Entwicklung führt.

4. Reinlichkeitserziehung und Charakterbildung des Kindes

Denn die Reinlichkeitserziehung ist mehr als nur ein hygienischer Akt! Darüber hinaus wird daran – so überraschend es vielen klingen mag – in einer ganz bestimmten Weise *repräsentativ und damit für das ganze fernere Leben des Kindes entscheidend das Problem seiner Einordnung in die Umwelt aufgerollt, erprobt und regelrecht durchexerziert.* Erst dieser wahrhaft gewichtige Aspekt, auf den gleich noch im einzelnen einzugehen sein wird, rechtfertigt das große Interesse, das wir im Rahmen unserer Arbeit bisher dem Thema der Reinlichkeitserziehung zugewandt haben. Nur gegen diesen Hintergrund gesehen wird die besondere Bedeutung der Sauberkeitsgewöhnung für die Pathogenese der Enuresis verständlich.

Wir behaupten also, daß das Kleinkind erstmals bei der Sauberkeitserziehung auf die Notwendigkeit stößt, sich in die Umwelt einzuordnen. Man wird einwenden, daß dies doch bereits früher der Fall sei, insbesondere dadurch, daß man schon den Säugling an feststehende Stillzeiten gewöhne – auch wenn er schreiend protestiere. Hier bestehen aber zwei wesentliche Unterschiede. Erstens ist das Stillen des Säuglings noch weitgehend von seiner eigenen inneren Entscheidung, seiner »Mitarbeit« im Sinne einer inneren Zustimmung, unabhängig. Zumal anfangs handelt es sich noch um rein reflektorisch ablaufende Vorgänge. (Etwas anderes ist es bei der späteren Phase des Fütterns.) Zweitens handelt es sich beim Essen und Trinken um ein »*Kriegen*«. Bei der Reinlichkeitserziehung soll das Kind aber statt dessen etwas *hergeben*, soll dazu auch noch seine bisherige Willkür im Umgang mit seinen Körperausscheidungen *aufgeben*. Hergebenmüssen ist aber tausendmal unangenehmer als etwas bekommen, zumal in einem Alter, in dem das »Kriegen« noch wesentlichster Lebensinhalt ist, in dem außerdem die Einsicht in den Sinn dieser Maßnahmen fehlt.
Erst jetzt wird voll verständlich, wie wesentlich für das Gelingen dieses Unternehmens die Beziehung des Kindes zur Umwelt, also zur Mutter, ist. Zugleich stellt diese Beziehung aber das Modell für alle späteren Beziehungen zur Umwelt und damit für die soziale Einordnung eines Menschen schlechthin dar.

Die Art und Weise, wie sich das Kind bei der Sauberkeitserziehung mit der Notwendigkeit der »sozialen« Einordnung auseinandersetzt, wird also für den Charakter seiner späteren mitmenschlichen Beziehungen beispielhaft bleiben. Somit ist es von größter Bedeutung, ob diese erste Einordnung in die zivilisatorischen Anforderungen der Umwelt dank einer freundlichen Atmosphäre bei geduldiger Mithilfe der Mutter »freiwillig«, nämlich aus Liebe zur (mütterlichen) Umwelt erfolgt, also trotz Verzichtleistung innerlich bejaht wird, oder ob sie, zu früh, lieblos oder hart gefordert, dem widerstrebenden Kind abgenötigt oder gar trotz seines Protestes brüsk durch Prügel erzwungen wird. Im letzten Fall ist, wie hier schon, vorwegnehmend, angemerkt sei, eine der wesentlichen Voraussetzungen dafür erfüllt, daß ein solches Kind überhaupt nicht oder erst sehr spät sauber wird.

Da dem Kleinkind aber selbst im günstigen Fall die Vorteile des Sauberseins noch nicht begreiflich sind, ist das Gelingen oder Mißglücken der Sauberkeitserziehung nicht das Ergebnis rationaler Überlegung und willentlich getroffener Entscheidung. Es geht vielmehr darum, *eine zur reflexartigen Gewohnheit werdende »Haltung« zu erwerben, an deren Zustandekommen nicht rationale, sondern emotionale Faktoren entscheidend beteiligt sind.* Gerade dadurch aber fehlt solchen Gewohnheitshaltungen die Lockerheit, die sie jederzeit anpaßbar erhält. Sie gewinnen vielmehr den starren Charakter reflektorisch ablaufender Haltungsmechanismen. Es gibt sie im psychischen genauso wie im physischen Bereich, und sie sind nur schwer, wenn überhaupt, zu korrigieren. So wird klar, wie wesentlich das Verhalten der Umwelt (Mutter) bei der Reinlichkeitserziehung den Charakter der dabei vom Kinde erworbenen »Haltung« bestimmt. Tatsächlich kann sich an den Verhaltensweisen seiner Umwelt weitgehend entscheiden, ob sich das Kind innerlich einordnet, ob es sklavisch gehorsam oder offen rebellisch ist, ob es fähig wird, soziale Werte zu schaffen, oder ob es sich asozial entwickelt. Grund genug also, einen gewissen Reifezustand des Kleinkindes abzuwarten, bis seinerseits optimale Bedingungen vorliegen, ehe man Forderungen an es heranträgt, die so weitreichende Folgen in sich schließen können.

Um dieses ernste Problem in seiner ganzen Tragweite verständlich zu machen, müssen wir noch einige mehr allgemeine Überlegungen anstellen.

III. Zur Persönlichkeitsstruktur des Bettnässers

1. Antriebe, Hemmung und Verdrängung, »Haltungen«

Niemand wird in Frage stellen, daß es im Interesse einer sozialen Einordnung notwendig ist, gewisse Erziehungsanforderungen, auch bei der Sauberkeitserziehung, zu stellen. Trotzdem muß ein mittleres Maß ungebrochener vitaler Antriebe zur Lebensbewältigung gewährleistet bleiben. Der »Kampf ums Dasein« ist auch für den zivilisierten Menschen nicht leicht. Eine vernünftige Mitte zwischen Rücksichtnahme auf den Mitmenschen einerseits und eigenem Durchsetzungsvermögen andererseits muß gewahrt werden. Ohne das notwendige Maß an Rücksichtnahme werden wir asoziale Schädlinge, ohne das notwendige Maß an Durchsetzungsvermögen lebensuntüchtige Schwächlinge.

Wenn einem Kind durch zu strenge oder vorzeitige Verbote und Dressate (Erwerb von »Haltungen«) dieses Maß an jeweils sachlich notwendiger lebendiger Entscheidungsfreiheit und an eigener Durchsetzungskraft genommen wurde, läuft es Gefahr, ein übergefügiges Musterkind zu werden.

Auf den ersten Blick scheint das gar keine schlechte Lösung zu sein. Zumindest nicht für die Umgebung. Es zeigt sich aber, daß die unterdrückten lebensnotwendigen vitalen Antriebe nicht einfach »weg« sind. Sie sind zwar der Verfügung des bewußten Anteils der Persönlichkeit entzogen, sind aber nur »verdrängt«. Verdrängte Antriebe bleiben dennoch wirksam, das heißt, sie setzen sich insgeheim doch durch: sei es kaum merklich, gewissermaßen »zwischen den Zeilen«, sei es in Form von plötzlichen heftigen Durchbrüchen, die für den Betreffenden ebenso wie für seine Umgebung völlig überraschend kommen. Man denke etwa an den seinem Chef gegenüber devoten Untergebenen, der sich tagsüber im Dienst alles gefallen läßt, dann aber abends zu Hause zum unausstehlichen Haustyrannen wird. Oder an den Sittlichkeitsfanatiker, der zu seinem eigenen Entsetzen dann doch einmal gerade auf moralischem Gebiet grob entgleist.

2. Die kompensatorische Funktion im normalen (z. B. Traum) und gehemmten Seelenleben (neurotisches Symptom)

Was also über das biologisch verträgliche sinnvolle Maß hinaus an vitalen Antrieben verdrängt wird, das fordert, auch gegen den Willen des Betroffenen, doch gebieterisch sein Recht. Dieses »Gesetz« hat bereits für das Kind Gültigkeit. Und wenn tagsüber durch die ständige Kontrolle des Bewußtseins seine Entfaltung verhindert wird, dann setzt es sich im Dunkel der Nacht oder im Dunkel der für das Tagesbewußtsein undurchsichtigen neurotischen Symptomatik durch. Dabei ist vor allem auch an das von der offiziellen Wissenschaft bisher so gröblich vernachlässigte Traumleben mit seiner *kompensatorischen Funktion* zu denken. Es zeigt eindeutig, daß die tagsüber unterdrückten ungelebten Regungen des Menschen sich um so üppiger im Traum entfalten. Dieselbe ausgleichende, gewissermaßen entschädigende Funktion wie unseren nächtlichen Träumen, auf deren Bedeutung im Rahmen dieser Arbeit nicht weiter eingegangen werden kann, kommt auch unseren Tagträumen, überhaupt unserem gesamten Phantasieleben zu. Es ist kein Zufall, daß diejenigen, die in einem »Wolkenkuckucksheim« leben, lebensuntüchtige, gehemmte Menschen zu sein pflegen. (Damit wird der Wert einer fruchtbaren »schöpferischen« Phantasie nicht in Frage gestellt.)

3. Der Tiefschlaf des Bettnässers

Was soll das aber, wird mancher – inzwischen ungeduldig geworden – jetzt fragen, mit dem Bettnässerleiden zu tun haben? Nun, die *abnorme Schlaftiefe des Bettnässers* ist allgemein bekannt. Nicht selten erreicht sie einen Grad, daß Bettnässer, wenn sie zum Wasserlassen geweckt werden sollen, gar nicht richtig wachgerüttelt werden können, sondern in ihrer Traumwelt befangen bleiben, auch wenn sie aufforderungsgemäß die Harnblase entleeren. Es macht den Eindruck, als ob sie nicht aus ihrer Traumwelt herausgerissen werden wollen. Denken wir an die zu Anfang gebrachten Beispiele, aus denen hervorgeht, daß das Einnässen typischerweise dann einsetzt, wenn das Kind beunruhigt und enttäuscht ist. Tatsächlich holt der Enuretiker nächtlich nach, was ihm am Tage vorenthalten blieb. In der nächtlichen traumgesegneten Abgeschiedenheit in seinem warmen Bettchen schafft er sich sein glückhaftes Paradies, von dem die beunruhigende, enttäuschende, fordernde, als lieblos erlebte Außenwelt des Tagesdaseins ferngehalten wird. Das Kind weicht aus in die glückliche Vergangenheit, da es als Säugling noch ungestört geborgen lebte, da es noch dumpf dahindämmerte, sich noch triebhaft willkürlich verhalten konnte. Es ist also ein Irrtum, wenn ärztlicherseits vielfach in dieser charakteristischen Schlaftiefe der Enuretiker die *Ursache* des Einnässens gesehen wurde (so wie bei einer tiefen Narkose die Kontrolle über die Schließmuskeln automatisch aussetzt). In Wirklichkeit ist die Abschirmung im Tiefschlaf zu verstehen als Flucht vor den schmerzlichen und gefürchteten Erfahrungen der Tageswelt. Die Möglichkeit, daß der Tiefschlaf dann *sekundär* seinerseits die Sphincter-Kontrolle herabsetzt, soll nicht bestritten werden; es ginge dabei aber lediglich um einen sich neu einspielenden circulus vitiosus. Erinnern wir uns daran, daß der Pädiater *Feer* bereits die These vom Tiefschlaf als Ursache der Enuresis als »wissenschaftlichen Aberglauben« abgetan hat!

Es leuchtet ein, daß ein Kind, das auch nach der Säuglingszeit noch Wärme und Geborgenheit bei der Mutter findet, es nicht nötig hat, sich eine solche Insel zu verschaffen, um wenigstens zu imaginärer Befriedigung zu gelangen. Aber auch eine gute Mutter kann ihrem Kind Schicksalseinbrüche nicht ersparen. Doch die Mehrzahl der Kinder reagiert keineswegs auf die Geburt von Geschwistern oder auf eine Trennung von der Mutter mit Einnässen. Statt hier nun die dem ärztlichen Denken naheliegende Folgerung zu ziehen, daß also doch eine konstitutionelle Abartigkeit vorliegen müsse, wollen wir lieber bei der unmittelbaren Beobachtung bleiben. Sie zeigt uns, daß bei Bettnässerkindern stets die häusliche »Atmosphäre« durch bestimmte Einwirkungen charakterisiert wird. Wir hatten gesehen, daß eine gute Kind-Mutter-Beziehung entscheidend wichtig ist für das Gelingen der Sauberkeitsgewöhnung, und hatten ein Wiedereinnässen als Ausdruck einer Störung in dieser Beziehung verstanden. Nun müssen wir einschränkend nachtragen, daß typische Vorkommnisse, wie sie beispielhaft aufgeführt wurden, auch wenn sie sich in irgendeiner Form regelmäßig beim Beginn des Wiedereinnässens auffinden lassen, doch nicht »die Ursache« sind. Sie können lediglich als Auslöser der Symptomatik gelten, eine Feststellung, die ihre Bedeutung nicht schmälern soll. Wo sind denn nun aber die »wirklichen« Ursachen zu suchen?

4. »Psychisches Trauma« – »atmosphärische Störung«

Von der Psychoanalyse ist der Begriff »psychisches Trauma« geprägt worden, der inzwischen Eingang in die Medizin gefunden hat. Er führte – leider – zu der irrigen Vorstellung, daß allein grob traumatische Ereignisse für Störungen beim Kind verantwortlich zu machen seien. Jahrzehntelange Beobachtung hat jedoch die grundlegende psychopathogene Bedeutsamkeit einer bereits vor Einbruch des Traumas gestörten Lebenssituation unzweifelhaft erwiesen. Kaum merkliche, aber unausgesetzt beunruhigende atmosphärische Störungen durch die familiäre Konstellation oder durch die Wesensart, das »So-sein« einer Mutter können ein Kind nachhaltiger schädigen als ein einmaliges grobes Trauma. Typisch für Bettnässer sind eine für das Kind ungünstige familiäre Konstellation und Wesensmerkmale der Mutter, die sich »atmosphärisch« störend bemerkbar machen und zu charakteristischen Erziehungsfehlern führen.

5. Enuresis und Willkür

Um diese Beobachtung für die Pathogenese der Enuresis voll auswerten zu können, müssen wir uns der bisher noch nicht besprochenen Gruppe von Bettnässern zuwenden, die niemals, nicht einmal für begrenzte Zeit trocken gewesen sind (wobei die wenigen Prozent organisch bedingter Fälle als nicht hierher gehörig nicht berücksichtigt werden).

Diese Gruppe ist anders zu charakterisieren. Wenn wir die Rückfälligen als Kinder kennzeichnen können, die ihren mit der Mutter geschlossenen und bereits wirksamen »Vertrag« in dem Augenblick gebrochen haben, in dem, vom Erleben des Kindes her gesehen, der

Vertragspartner, die Umwelt (Mutter), durch enttäuschendes und versagendes Verhalten, durch Härte und Lieblosigkeit vertragsbrüchig geworden war, so können wir sagen, daß es bei den Kindern, die überhaupt niemals trocken gewesen sind, gewissermaßen gar nicht erst zum »Vertragsabschluß« gekommen ist. Bei diesen Kindern ist die Beziehung zur Umwelt (Mutter) bereits von Anfang an gestört. Was sie an Liebe und Geborgenheit zu geben vermag, bietet dem Kind keinen lockenden Anreiz, dieser Umwelt zuliebe sein willkürliches Verhalten bei der Harnausscheidung aufzugeben. Aus einer Mischung von Enttäuschung und Trotz verharrt es bei den Gepflogenheiten der Säuglingszeit. Trotzig verweigert es, sich den Forderungen einer lieblosen Welt anzupassen und einen Verzicht zu leisten; enttäuscht zieht es sich weltflüchtig in sich zurück. Alle diese psychischen Vorgänge laufen natürlich nicht in klarer Bewußtheit ab, sondern vollziehen sich dumpfer, wie das Kleinkind zu erleben pflegt. Aber gerade diese Dumpfheit des Erlebens begünstigt das Zustandekommen von starren »Haltungs«automatismen, die so schwer zu korrigieren sind.

Erfahrungsgemäß sind die nie sauber gewordenen Kinder die schwereren Fälle, deren Leiden sich zuweilen hartnäckig bis ins Erwachsenenalter hinein erhält. Bei dieser Gruppe von Bettnässern finden sich im späteren Leben gehäuft und besonders ausgeprägt Züge trotziger Auflehnung, der Rebellion und des Protestes gegen Umweltanforderungen bis zum direkt asozialen Verhalten. Wenn es unter ihnen, charakterologisch gesehen, aber auch andere Strukturen, sogar einen nahezu entgegengesetzten Typus gibt, ist daraus abzuleiten, daß die Symptomatik, wie sich noch zeigen wird, vielfältig determiniert zu sein pflegt und diese Determinanten erlebnismäßig sehr unterschiedlich verarbeitet werden können.

6. Enuresis und Leistung

Es ergibt sich immer wieder, daß eine sorgfältige, Einzelheiten berücksichtigende Beobachtung der Reinlichkeitserziehung des Kindes wesentliche Hinweise zum Verständnis der Enuresis zu liefern vermag.

Bevor wir unsere aus vielfach verschlungenen Überlegungen und Beobachtungen gewonnenen Einsichten systematisch zusammenfassen können, müssen wir einer schon erwähnten Wahrnehmung noch etwas weiter nachgehen. Es war die Rede davon, daß die Beglückung des Kindes über die vollbrachte Leistung, wenn es den Schließmuskel beherrscht, wesentlich dazu beiträgt, den Erfolg der Sauberkeitsgewöhnung zu gewährleisten. Die Leistungsfreude spielt in mehrfacher Hinsicht eine große Rolle.

Wieder gibt uns die unmittelbare Beobachtung des Kleinkindes die besten Hinweise. Schon lange vor Einsetzen der Reinlichkeitserziehung erlebt das Kind normalerweise diese Freude an der Leistung, und zwar spezifisch gebunden an die Funktion der Exkrementen-Entleerung. Stolze Glückseligkeit steht im Gesicht des Kleinkindes, wenn es »sein« Geschäft »gemacht« hat. »Macht« leitet sich sprachlich von »machen« ab, und es ist unzweifelhaft, daß die Erfahrung des Kindes, solcher Leistungen »mächtig« zu sein, für sein Selbstgefühl von großer Bedeutung ist. Auch wenn sie niemals darüber nachgedacht haben, wissen das alle Mütter und Erzieher, die das Kind für die vollbrachte Leistung loben. Anerkennend wird auf den »großen Haufen« und den »Riesenbach« hingewiesen. Erwachsene, die nicht mehr mit Kindern zu tun haben, vergessen leicht die große Rolle, die diese »Leistung« einst auch bei ihnen gespielt hat. – Deshalb sei in diesem Zusammenhang wieder auf den Traum verwiesen. Auch der Erwachsene hat gelegentlich noch Träume, in denen er über die Mächtigkeit seines »Haufens« oder über die Riesenflut einer geträumten Harnentleerung beglückt ist, eine seinem bewußten Tageserleben völlig fremdartig gewordene Empfindung, die nur als Überbleibsel aus frühkindlicher Zeit verständlich ist. Interessanterweise läßt sich beim Träumer meist nachweisen, daß er am Vortage gerade eine empfindliche Einbuße seiner Leistungsmächtigkeit z. B. in beruflicher oder sexueller Hinsicht erfahren hatte, die dann im Traum kompensiert wurde.

Neben dieser Freude an der Quantität der Leistung spielt auch die Freude an der Qualität der Leistung eine wichtige Rolle bei der Reinlichkeitserziehung und damit auch für das Verständnis der Enuresis. Und zwar in zweifacher Hinsicht: Es war bereits die Rede von der nur allmählich erwerbbaren Fähigkeit zur Beherrschung der Schließmuskulatur von Darm und Blase. Die Freude über diese Leistung wird erst zu einem späteren Zeitpunkt und erfahrungsgemäß blasser erlebt. Weit wesentlicher, weil eindrucksvoller ist im Erleben des Kindes die andere »Leistung«. Wieder muß hier auf die unmittelbare Beobachtung hingewiesen werden. Jeder rechte Junge hat sich an einem regelrechten Wett-Urinieren beteiligt, um im Wettstreit mit anderen zu erproben, wer es am besten, am weitesten und am höchsten kann. Wer also, um eine gewiß nicht zufällige Sprachwendung des Erwachsenen zu brauchen, »den Bogen am besten raus hat« (!) Und kein Mädchen, das nicht die schmerzliche Erfahrung machen mußte, hier nicht konkurrenzfähig zu sein! Wie – am Rande bemerkt – das Mädchen sich in dieser Hinsicht dem Jungen gegenüber eindeutig »zu kurz gekommen« fühlt. Nicht nur was die Größe und die »hervorragende« (!) Beschaffenheit des Organs anbelangt, sondern auch in bezug auf dessen Funktion: Der Junge vermag im Stehen zu urinieren und den Harnstrahl zu dirigieren; das Mädchen muß sich niederhocken und kann nur direktionslos »laufen lassen«.

Hatten wir also bei der Reinlichkeitserziehung zunächst auf die Notwendigkeit hingewiesen, daß das Kind sein *Willkür*verhalten zugunsten der zivilisatorischen Umweltanforderungen einschränkt, und gesehen, welche Folgerungen sich daraus für die spätere soziale

Einordnung eines Menschen ergeben, so verstehen wir nun auf Grund unserer letzten Überlegungen und Beobachtungen, daß dem *Leistungs*erleben in diesem Zusammenhang eine ebenso große Bedeutung zukommt. Die Art, wie ein Kind zur Sauberkeit angehalten worden ist, wird seine Leistungsfähigkeit im späteren Leben wesentlich beeinflussen, und zwar in der ganzen Mannigfaltigkeit dieses Begriffes. Die Entwicklung von *Selbstbewußtsein, Machtgefühl, Geltungsbedürfnis, Leistungsfreude* und *Ehrgeiz* im späteren Leben wird weitgehend bestimmt durch die Schicksale, die dem einstigen Stolz auf die »mächtige« exkrementelle Leistung, der einstigen Freude über die neu erworbene Fähigkeit, die Schließmuskeln zu beherrschen, und der einstigen Lust beim Dirigieren des »großen Bogens« widerfahren.

Wir werden also nicht überrascht sein, unter Bettnässern (als Ausdruck einer in dieser Hinsicht mißglückten Reinlichkeitserziehung) auf *Leistungsgestörte* in mannigfachen Varianten zu stoßen. Verliert doch ein Kind einen der wesentlichsten Anreize zum Sauberwerden, wenn seine Leistungsfreude nicht angesprochen, oder durch die Grundhaltung der Mutter oder ihre erzieherische Ungeschicklichkeit immer wieder in Zweifel gezogen und untergraben wird, etwa durch ständige Neckerei, so daß sich das Kind nie ernst genommen fühlt. Das Schlimme ist, daß Mütter von ihren Fehlhaltungen und Ungeschicklichkeiten meist gar nichts wissen. In der Regel liegt solchem Verhalten der Mutter keineswegs Lieblosigkeit oder gar Bosheit zugrunde. Auch das kommt natürlich vor und kann zu einer Enuresis, meist in Verbindung mit Verwahrlosungserscheinungen führen. Wir hörten schon von der verhängnisvollen Auswirkung »atmosphärischer« Störungen, die so hauchfein sein können, daß sie überhaupt nicht auffallen, ja kaum wahrnehmbar sind. Denken wir beispielsweise an eine in ihrem Selbstwertgefühl stark beeinträchtigte, vom Leben enttäuschte Mutter, die die eigene depressive Grundtönung, ohne es zu wollen, atmosphärisch auf das Kind ausstrahlt. Sie selber wagt nichts, gibt nie einen Anstoß, reißt den anderen nicht mit sich fort. Wenn sie ständig sagt: »Es geht ja doch nicht.« »Da kann man nichts machen.« »Das kannst Du nicht.« »Dazu bist Du noch zu klein«, so führt das zu einer Lähmung der Initiative des Kindes, die sich als Leistungshemmung auswirkt. Auf einen derart vorbereiteten Boden braucht dann nur noch eine subjektiv schwerwiegende Enttäuschung in der Art der zu Anfang aufgezählten Beispiele zu treffen, die dann als Auslöser wirkt, und ein solches Kind ist zum Bettnässer geworden. Nicht nur, weil es sich, vom Leben und von der Mutter enttäuscht, zurückzieht und in das Paradies seiner noch unreglementierten Säuglingszeit flüchtet. In diesem Falle wird die Entgleisung noch dadurch, daß es sich um ein *leistungsgehemmtes* Kind handelt, besonders begünstigt. Denn wir hörten schon von dem psychologischen Grundgesetz, daß im Tagleben verdrängte, nicht zur Entwicklung gelangende normale Triebregungen und Wünsche – und dazu gehört ein gesundes Leistungsstreben! – sich dennoch, sei es im Traum, sei es im neurotischen Symptom, kompensatorisch Ausdruck zu verschaffen wissen. Der leistungsgehemmte Bettnässer ist nicht nur in seinem Traumleben mächtig und gewaltig, er hat auch im nächtlichen Symptom, wenn auch in Zerrform, den »Bogen heraus«, so sinnlos, ja lächerlich eine solche »Leistung«, nüchtern betrachtet, auch sein mag.

7. Polar gegensätzliche Erscheinungsbilder

Wie verträgt sich aber – wird man hier einwenden – die Deutung des nächtlichen Einnässens als »herrliche Leistung« mit unserer früheren Aussage, daß es doch – genau umgekehrt – Ausdruck passiven Laufenlassens, also eben gerade nicht eine aktive »Leistung« ist. Dieser naheliegende Einwand wird dadurch entkräftet, daß im Bettnässen (ebenso wie in jedem anderen neurotischen Symptom) stets wenigstens zwei, meist aber mehrere ungelebte Regungen ihren Ausdruck finden. Liegt doch dem Bettnässen, wie wir immer wieder herausgestellt haben, ebenfalls nicht nur *eine* Ursache, sondern immer eine Mehrzahl bedingender Faktoren zugrunde. Wegen ihrer prinzipiellen Bedeutung werden wir uns gleich noch mit der Existenz polarer Gegensätzlichkeiten zu beschäftigen haben, die beispielhaft am Nebeneinander des extrem aktiven »den Bogen-Heraushabens« und des extrem passiven »Laufenlassens« aufgezeigt wurde.

Bei unseren Untersuchungen zur Struktur des Bettnässers waren wir bereits auf ein anderes Paar polarer Gegensätze gestoßen: den bei bettnässenden Kleinkindern, häufiger noch bei jugendlichen und erwachsenen Enuretikern häufig vertretenen Typ des sich übergefügig Anpassenden einerseits und des rebellisch Protestierenden andererseits. Sie verkörpern entgegengesetzte Verarbeitungsweisen der Auseinandersetzung mit dem Problem *Willkür* und *soziale Einordnung*. Wir sprachen dann von der Bedeutung der *Leistung* bei der Reinlichkeitserziehung: Leistung in quantitativ und qualitativ unterschiedlichen Formen. So sind wir darauf vorbereitet, als Fehlausgänge der Erziehungsversuche auch hier bei Bettnässern auf erscheinungsbildlich polar entgegengesetzte Verarbeitungsweisen zu stoßen. Hier geht es um das Gegensatzpaar des Selbstunsicheren, Leistungsgestörten, Lebensuntüchtigen einerseits und andererseits des vom Erscheinungsbild her einen ganz anderen Eindruck erweckenden Geltungssüchtigen, des Leistungsfanatikers, des vorschnell Propulsiven, wenn nicht gar des aggressiv Destruktiven. (In diesem Zusammenhang sei darauf hingewiesen, daß das Wort »Aggression« sich von ad-gredi = an etwas herangehen, zugreifen herleitet, also – im Gegensatz zum heute üblich gewordenen Sprachgebrauch – ursprünglich nicht auf den feindseligen Charakter einer Verhaltensweise hinweist). Zunächst klingt es wieder absurd, wenn wir sagen, daß die Ausscheidung der Exkremente, so auch der Harnstrahl, Ausdruck und Werkzeug *aggressiver* Impulse sein kann. Die unmittelbare Beobachtung des Kindes zeigt jedoch, daß es so ist. Noch anschaulicher verrät sich diese Tendenz im Tierreich. Da das Einnässen auch den Charakter einer Beschmutzung hat, tut man der Pflegeperson damit etwas an. (Eindeutiger ist diese Tendenz beim Einkoten. Die zwar nicht salonfähige, dessen ungeachtet aber überall verbreitete Redewendung: »auf etwas sch.....« verrät deutlich das Gemeinte im herabsetzend-aggressiv-destruktiven Sinne.) Menschen, deren aggressive Impulse stark gehemmt wurden, so daß sie im Tagesleben nicht mehr ausreichend zur Entfaltung kommen, können unter anderem im Symptom des Bettnässens unbewußt eine (neurotische) Ersatzbefriedigung finden.

8. Enuresis und Hingabe

Wenn nun gleich anschließend behauptet wird, daß das Bettnässen in viel typischerer Weise auch *Ausdruck sich verströmender Hingabe* sein kann, so scheint es sich bei unseren psychologischen Aufhellungsversuchen wirklich um ein doch reichlich willkürliches Spiel zu handeln. Einem solchen Einwand ist wieder mit dem Hinweis zu begegnen, daß die Beobachtung solcher erscheinungsbildlich gegensätzlichen Paare nicht *gegen*, sondern vielmehr *für* die Richtigkeit unserer Aussagen spricht, ja, daß ihr Vorhandensein theoretisch sogar zu fordern ist.

Die Beobachtung am Kleinkind bietet bereits zahlreiche Belege dafür, daß es zu den urtümlichen Bedürfnissen des Menschen gehört, sich hingebend zu verströmen. Jede erfahrene Mutter und Säuglingsschwester weiß, daß es Säuglinge gibt, die nur auf dem Arm oder auf dem Schoß der geliebten Person einnässen, bei denen also die Hingabe ihrer Körperausscheidung überraschenderweise den Charakter einer Zuwendung, eines Geschenkes besitzt, also eine Auszeichnung für die damit bedachte Person darstellt. (In manchen Gegenden Deutschlands bezeichnet man den Säuglingskot direkt als »Geschenk«.) Ein Kind, das sich tagsüber seiner Umwelt nicht zärtlich verbunden fühlt und sich ihr nicht rückhaltlos hingeben kann, wird das dem Menschen überhaupt und ganz besonders dem Kinde eigene Zärtlichkeitsgefühl und Hingabebedürfnis um so eher dann nächtlich im Schlaf im Einnässen »verströmen«.

Vergessen wir nicht, daß auch beim erwachsenen Menschen das Erlebnis vollkommener Hingabe an den anderen im Orgasmus an dasselbe Organsystem und ebenfalls an die Ausstoßung einer Flüssigkeit gekoppelt ist. Überhaupt finden wir vielfach allerengste Beziehungen zwischen Harn- und Geschlechtsfunktion, nicht nur biologisch funktionell verstanden – die weitgehend gemeinsame stammesgeschichtliche Entwicklung beider Organsysteme macht diese engen Beziehungen ohne weiteres verständlich –, sondern auch psychologisch, also von der Seite subjektiven Erlebens her. Diese Zusammenhänge, die teilweise voll bewußt erlebt werden, bleiben zum anderen Teil unbewußt und können dann nur indirekt mittels psychoanalytischer Methoden oder durch unvoreingenommene Beobachtung des Verhaltens von Kleinkindern erschlossen werden.

Halten wir in unseren Überlegungen einen Augenblick inne, um das bisher Erarbeitete besser übersehen zu können, was wir uns erleichtern, wenn wir das gegensätzliche Erleben und Verhalten in bezug auf Willkür, Leistung und Hingabe, ein zunächst verwirrendes Faktum, das wir dann als theoretisches Postulat verstehen gelernt haben, in ein Schema einordnen.

	zu viel	*zu wenig*
Willkür:	sprunghaft unbeständig, überansprüchlich, »verwöhnt«, rücksichtslos, aggressiv bis destruktiv, sozial uneingeordnet	unselbständig, übergefügig bis inaktiv und initiativelos
Leistung:	leistungsbesessen, krankhaft ehrgeizig	leistungsgehemmt
Hingabe:	sich hemmungslos verströmend in unangepaßter Selbstaufgabe, Tendenz zur Süchtigkeit	hingabegehemmt, lebensängstliche Selbstbewahrung (Egozentrik)

Der sogenannte Gesunde ist dagegen dadurch gekennzeichnet, daß er sich in einer »vernünftigen« Mitte zwischen diesen Extremen bewegt. So kann er sich, jeweils situationsangemessen, einmal mehr dem einen, einmal mehr dem anderen Pol nähern, während die schematisch charakterisierten Strukturtypen stets mehr oder weniger starr festgelegt reagieren, gleich wie die Umweltsituation beschaffen sein mag, die es zu bewältigen gilt. So vermögen sie manche Situation nicht zu meistern, sondern werden von ihr überwältigt.

Wir sind darauf vorbereitet, daß der Leser, der erstmals mit solchen Gedankengängen vertraut gemacht wird, bei einer so vielfältigen Interpretation ein und desselben Symptoms den Eindruck einer doch reichlich willkürlichen Ausdeutung erhält und kritisch fragt, wie denn nun im einzelnen Falle ein Urteil darüber zu gewinnen sein soll, welche der möglichen Interpretationen jeweils zutreffend sei. Es ist nicht zu bestreiten, daß solch eine Entscheidung tatsächlich schwierig ist und viel Wissen und Erfahrung voraussetzt. Im übrigen müssen wir uns klarmachen, daß wir auch sonst im Rahmen biologischen Geschehens ein verwirrendes Mit- und Gegeneinander einer Vielzahl wirkender Kräfte beobachten. Das ist ein Merkmal des Lebendigen. So kann im Symptom des Bettnässens beispielsweise alles zum Ausdruck kommen, was zwischen den Polen aggressiven Anurinierens und hingebungsvollen Verströmens liegt. *Christoffel*, ein Schweizer Forscher, der sich um die Erhellung der Enuresis besonders verdient gemacht hat, spricht geradezu von einer »Urophilie« und einer »Uropolemie«.

Die *urethrale Funktion* kann so zum Träger der verschiedensten zwischen diesen beiden Polen angesiedelten Triebkräfte werden, und mit dem Schicksal, das die urethrale Funktion erfährt, kann auch das spätere Schicksal eben dieser Triebkräfte in entsprechender Weise gestaltet werden. Ein Charakteristikum des Urethralen ist unter anderem das Funkelnde, Strahlende, Glänzende, Sprühende, Spritzige, propulsiv Vorpreschende. Ein Kind, bei dem sich diese Züge gesund haben entwickeln können, so daß sie mit zunehmender Reife auch im geistigen Bereich zur Entfaltung kommen (»glänzende Leistung (!)«, »sprühender Witz«, »spritzige Einfälle« usw.) bedarf keiner neurotischen Ersatzbefriedigung und keiner reaktiven Überkompensation. Ganz anders ist die Situation für den bereits als Kleinkind auf urethralem Gebiet entscheidend gehemmten Menschen. Er fällt durch Ausfälle auf (zum Beispiel Leistungsversagen), er weicht in neurotische Symptomatik aus (beispielsweise Bettnässen), er versucht überkompensierend etwa durch »brennenden« Ehrgeiz seinen gespürten Mangel zu verleugnen. Meist mischen sich solche Reaktionsweisen in irgendeiner Weise. Es ist gewiß kein Zufall, daß die beiden einzigen Ein-Mann-Torpedo-Freiwilligen, mit denen ich ärztlich im Kriege zu tun hatte, Bettnässer waren. Unter Rekordsportlern, z. B. unter Rennfahrern findet sich ein überdurchschnittlich hoher Prozentsatz an früheren Bettnässern und – im Zusammenhang damit – später an einer Ejaculatio praecox leidenden Männern, ein weiterer Beitrag zu der bereits besprochenen Beziehung zwischen Enuresis-Symptomatik und Leistungsehrgeiz. Denn hier können auch die Weichen für eine mehr oder weniger schwere Beeinträchtigung der späteren Liebesfähigkeit gestellt worden sein: Liebesfähigkeit hier im umfassenden psychosomatischen Sinne verstanden.

Diese bedeutsame Feststellung, die zunächst überraschend klingen mag, wird uns durch die nun zu erörternden Zusammenhänge wesentlich verständlicher werden.

9. Einschaltung:
Harnfunktion und Geschlechtsfunktion

Bereits die Beobachtung höherer Säugetiere bietet verwertbare Hinweise auf die engen Beziehungen zwischen Harn- und Geschlechtsfunktion, vor allem in dem Sinne, daß sexuelle Impulse von der urethralen Funktion aufgefangen werden. Bekannt ist die Hunde-Pollakisurie. Gemeint ist das übliche Verhalten des Hundes, der auf der Straße von Baum zu Baum läuft, an jedem schnüffelt und einige Tropfen Harn entleert. Eindeutig spielt hier nicht der Harndrang bei überfüllter Blase eine Rolle.

Dieses Harnen stellt vielmehr eine Kontaktaufnahme zum Hundepartner dar, der hier vorher bereits in gleicher Weise tätig war. Der Harn und der Vorgang der Harnentleerung sind also in den Dienst einer anderen Funktion gestellt. Erinnern wir uns daran, daß über Säuglinge berichtet wurde, die nur auf dem Schoß oder im Arm einer geliebten Mutter einnässen, und an die in manchen Gegenden Deutschlands übliche Bezeichnung der Exkremente als »Geschenk«. Die Entsprechung geht sogar noch weiter. Auch unter Kleinkindern beobachten wir gelegentlich Fälle einer Pollakisurie, die eindeutig nicht auf Blasenentzündung oder sonstige örtliche Reizzustände (Phimose, Würmer usw.) zurückzuführen ist. Es besteht also keine sachliche Notwendigkeit für häufige Blasenentleerungen, sondern offensichtlich geht es darum, dabei lustvolle Empfindungen zu erzielen. (Auch das umgekehrte Verhalten kommt vor. Durch absichtliche Harnverhaltung versuchen die Kinder, nach der mit zunehmender Blasenfüllung ständig gesteigerten Spannungslust die plötzliche völlige Entspannung um so intensiver zu erleben.) Auch hierzu finden sich Parallelen beim Tier (Pferd), wie überhaupt sogenannte Harnspiele nach *Brehm* bei höheren Säugetieren, z. B. Ziegen, Kühen, Affen zu beobachten sind. Ein besonders typisches Beispiel einer sexuell getönten Harnlust bietet der Kater, was jeder weiß, der einen Hauskater hält. Selbst das gut erzogene Tier ist während der Brunstphase nicht davon abzuhalten, mit allen Zeichen starker Erregung seinen Harn im Strahl im Hause an Möbeln, besonders auch auf Kleidungsstücke ihm vertrauter Personen zu entleeren. Eine gar nicht einmal so seltene Ana-

(Randnotiz: Verengung d. Vorhaut)

logie beim Menschen beobachten wir, wenn Kinder in der Vorpubertät, offensichtlich als Onanieäquivalent (bzw. als Coitusäquivalent) in Kleidungsstücke, besonders aber Schuhe geliebter Personen heimlich hineinurinieren, und zwar eindeutig mit den Zeichen einer spezifischen Erregung.

Interessant ist in diesem Zusammenhang eine typische Sexualphantasie des Vier-, Fünf-, Sechsjährigen: Das Kind hat in diesem Alter bereits ein dumpfes »Wissen«, daß zwischen Vater und Mutter irgendwelche intimen Dinge geschehen. Nicht, daß es schon voll in der Lage wäre, den biologischen Sinn des Geschlechtsverkehrs ganz zu begreifen. Es »weiß« aber, daß »es« etwas mit dem Organ zu tun hat, das bei ihm selbst der wichtigen Funktion der Harnentleerung dient. So kommt die der kindlichen Vorstellungswelt entsprechende typische Sexualphantasie zustande, daß das geheimnisvoll Intime zwischen Vater und Mutter im Anurinieren oder Hineinurinieren oder gemeinsamen Urinieren bestehe. Derselben merkwürdigen und für das Denken des Erwachsenen so abstrusen und anstößigen Vorstellung begegnen wir übrigens auch noch an anderer Stelle, und zwar in Gestalt einer relativ seltenen Perversion: der Höhepunkt der sexuellen Erlebnismöglichkeit wird dann nicht im Geschlechtsakt erfahren, sondern ist (aktiv oder passiv) an den Akt des Anurinierens oder Hineinurinierens gebunden.

10. Enuresis und Sexualstörungen

Gewiß ist es auch kein Zufall, daß wir bei orgasmusgestörten Männern und Frauen gehäuft auf Menschen stoßen, die als Kind Bettnässer waren oder es sogar noch sind. Ich habe einige Fälle beschrieben, in denen bei der Frau statt des Orgasmus eine unbeabsichtigte und als solche auch nicht bewußt bemerkte Urinausstoßung erfolgte.[4] Das schließt unmittelbar an die von kinderärztlicher Seite gemachte Beobachtung an, daß kindliche und jugendliche Bettnässer, die sich in lustvoll spielerischer Weise masturbatorisch an ihrem Genitale zu schaffen machen, auf dem Höhepunkt der Erregung einzunässen pflegen *(Trömmer)*. Andererseits sei in diesem Zusammenhang die aufschlußreiche, mehrfach bestätigte Beobachtung mitgeteilt, daß längst sauber gewordene Kinder, die sich spielerisch mit ihrem Genitale beschäftigen, auf ein brüskes Verbot der entsetzten oder entrüste-

[4] W. Kemper, Störungen der Liebesfähigkeit beim Weibe. Zur Biologie, Psychologie und Klinik der Geschlechtsfunktion und des Orgasmus. Wissenschaftliche Buchgesellschaft, Darmstadt, II. Auflage 1975

ten Umwelt prompt mit einer Phase von Einnässen antworten. In einem mir bekannten Fall verschwand das Einnässen sofort, nachdem die Mutter das Verbot zurückgenommen bzw. vernünftig abgemildert hatte. Angeführt seien hier auch die ebenfalls in meiner genannten Monographie veröffentlichten Beobachtungen, daß Erwachsene, die einen Pollutionstraum hatten, gelegentlich zu ihrer Bestürzung feststellen mußten, daß statt der geträumten Pollution in Wirklichkeit eine Miktion erfolgte. *Marcuse* hat das Bettnässen geradezu als Pollutionsform des noch nicht Pubertierten bezeichnet. Hierzu paßt die wiederholt gemachte Beobachtung, daß bettnässende Kinder und Jugendliche, die das Schlafzimmer mit den Eltern teilten und unfreiwillige Zeugen des elterlichen Verkehrs waren, aufhörten einzunässen, wenn sie nicht mehr im Zimmer der Eltern schliefen. Wir hörten bereits, daß unter den Männern und Frauen, die an einer Orgasmusstörung leiden, ein hoher Prozentsatz früherer Bettnässer anzutreffen ist. Besonders gilt das für die Ejaculatio praecox, wobei dem Sperma tatsächlich weitgehend eine dem Harn ähnliche Funktion zugewiesen ist, was noch deutlicher bei der Spermatorrhoe zum Ausdruck kommt (*Abraham*).

11. Enuresis und Pubertät

Diese nur angedeuteten Einzelbefunde, die sich leicht noch vervielfältigen ließen, machen die bekannte Tatsache verständlich, daß selbst hartnäckige Bettnässerleiden meist um die Zeit der Pubertät abzuklingen pflegen. Offensichtlich vermag die Sexualfunktion nun ein Großteil der Triebtendenzen und Strebungen auf sich zu ziehen und in sich zu vereinigen, die bisher in der Harnfunktion, unter anderem auch in Form des Bettnässens, ihre Abfuhr und ihren unbewußten Ausdruck fanden. Wenn, um *Marcuses* Ausspruch zu wiederholen, das Bettnässen die Pollution des noch nicht Pubertierten darstellt, so steht mit dem Zeitpunkt der Pubertät zur Abfuhr dieser spezifischen Erregungen ein weit geeigneteres spezifisches Funktionssystem zur Verfügung. Auf Grund des angeführten Tatsachenmaterials müssen wir also die von urologischer Seite[5] vertretene Auffassung ablehnen, derzufolge das häufige Schwinden der Enuresis in der Pubertät belege, daß es sich um eine Hormonmangelkrankheit handele, die mit Sexualhormonen zu behandeln sei. Selbstverständlich soll die hormonale Steuerung der Pubertätsumstellung nicht geleugnet werden, je-

---

[5] Boshamer, Hormontherapie in der Urologie. Zeitschrift für urologische Chirurgie und Gynäkologie, 1939, Heft 1

doch ist, wie wir versucht haben nachzuweisen, für das Auftreten einer Enuresis in der Kindheit und die häufig zu beobachtende Symptomheilung zur Zeit der Pubertät ein komplexes Zusammenwirken einer Mehrzahl von Faktoren verantwortlich zu machen.

IV. Persönlichkeit der Mutter und Enuresis

1. Typische Beispiele pathogener »Haltungen« der Mutter

Nachdem wir uns um die Erhellung der Struktur des Enuretikers bemüht haben, müssen wir nun untersuchen, welche Wesensmerkmale und Verhaltensweisen der Mutter für das Zustandekommen einer Enuresis von Belang sein können. Im Interesse der Klarheit wollen wir eine vereinfachende Typisierung vornehmen.

a) Die Reinlichkeits- und Ordnungsfanatikerin

Die »mustergültige« Hausfrau, der Sauberkeit und Pünktlichkeit über alles geht, deren Zimmer und Schränke stets aufgeräumt sind und deren Haushalt immer »auf Draht« ist, merkt nicht, daß sie keine Behaglichkeit aufkommen läßt. Sie weiß nicht, daß sie mit ihrer rasanten Tüchtigkeit und ihrer starren Pflichterfüllung selber Opfer eines Zwanges geworden ist, der ein lockeres Familienleben in guter Atmosphäre unmöglich macht. Eine solche Mutter vermag, ohne es zu wollen, durch ihr »So-sein« die ganze Familie zu tyrannisieren. Insbesondere sind Kleinkinder die Leidtragenden. Die bekannte Redensart »lieber warmer Mief als kalter Ozon« kennzeichnet, was einem Kind bei einer solchen Mutter fehlt. So verschafft es sich sein lebensnotwendiges Quantum an warmem »Stall-Mief« durch sein Bettnässen. Die unglücklichen Mütter dieses Typs haben auch nie *wirklich* Zeit für ihr Kind, selbst dann nicht, wenn sie in das Programm ihrer täglichen Pflichten ausdrücklich eine bestimmte Zeit für das Kind einplanen. Eine stets abgehetzte Mutter, die korrekt eine ganze Stunde »Dienst am Kinde« tut, gibt viel weniger als eine Frau, die wirklich da ist für ihr Kind und sich ihm innerlich gelöst und voll zugewandt nur einige Minuten widmen kann. Mütter des geschilderten Zwangstyps bringen auch, nicht einmal notwendigerweise mit Schlägen oder sonstigen gröberen Strafen, die Bravourleistung zustande, ihre Kinder schon mit neun, wenn nicht gar mit sechs Monaten zur Sauberkeit zu dressieren. Im Hinblick auf ihre spätere Entwicklung sind diese armen Kinder zu bedauern.

b) Die unruhig getriebene Mutter

Ein anderer Mutter-Typus begegnet uns in der *unsteten, innerlich unausgeglichenen, unruhig getriebenen* Frau. Einmal überflutet sie ihr Kind mit maßlosen Zärtlichkeitsbezeugungen; im nächsten Augenblick ist sie durch ein plötzlich auftauchendes neues Interesse fasziniert und hat dann für das Kind »keine Zeit«. Teils weil auch das neue Interesse schnell erlahmt, teils um ein schlechtes Gewissen zu beschwichtigen, überschwemmt sie dann wieder ihr Kind mit grenzenloser Zuwendung, um es aber bald erneut fallen und allein zu lassen. Einer solchen Wechseldusche ist niemand gewachsen, am wenigsten ein Kind in frühem Alter. Es fühlt sich verwirrt, wird ängstlich und unsicher und kann sich nicht ruhig vertrauend entwickeln. Es zieht sich »weltflüchtig« in sich zurück und schafft sich dann die notwendige bergende Zuflucht in der sicheren Abgeschiedenheit der Nacht im Symptom des Einnässens. Kinder ohne Vertrauen zur Welt können auch kein Vertrauen zu sich selbst entwickeln, zur eigenen Leistung. Wie bedeutungsvoll das Vertrauen zur eigenen Leistung als ein wesentlicher motivierender Faktor für das Trockenwerden ist, wurde bereits ausführlich dargestellt.

Der zuletzt geschilderte Mutter-Typ pflegt sich auch im Falle der Geburt eines weiteren Kindes mit besonderer Inbrunst und Ausschließlichkeit dem Neugeborenen zuzuwenden und vernachlässigt darüber schlagartig das bisher jüngste Kind, das sich nun vollends preisgegeben fühlt. Zwangsläufig werden so Neid und Eifersucht großgezogen mit allen sich daraus ergebenden unseligen Folgen. Das Gefühl, nicht mehr geliebt zu werden, nötigt das Kind, nach einer Möglichkeit der Erregungsabfuhr und nach einer Ersatzbefriedigung zu suchen, die es im Symptom des nächtlichen Einnässens finden kann.

c) Die in ihrem Selbstwertgefühl gestörte Mutter

Vorwegnehmend wurde beispielhaft schon ein weiterer Mutter-Typ erwähnt, nämlich *die in ihrem Selbstwertgefühl stark beeinträchtigte Frau*, die selber lebensunsicher und ängstlich ist und aus dem eigenen Mangel heraus das Kind nicht innerlich zu stützen und zu bestätigen vermag. Ihr eigener Kleinmut führt dazu, daß sie das Kind – gewiß, ohne es zu beabsichtigen – ständig entmutigt. Immer heißt es:

»Laß das! Das kannst Du nicht! Dazu bist Du zu klein!« So wird die angeborene Bereitschaft des Kindes, vertrauend ins Leben hineinzuwachsen, aus der Erfahrung von Erfolg und Mißerfolg zu lernen und seine Fähigkeiten zu entwickeln, beharrlich untergraben. – Unter Müttern dieser Art finden wir besonders häufig Frauen, die sich nicht als weibliche Wesen innerlich zu bejahen vermögen, sondern sich als dem hoffnungslos unterlegenen »schwachen Geschlecht« zugehörig fühlen und verzagt resigniert haben. Besonders unselig wirkt sich dieser Frauentyp auf die Entwicklung der kleinen Tochter aus. Denn das Kind braucht das lebendige Vorbild des Erwachsenen, insbesondere des gleichgeschlechtlichen Elternteiles. Eine mit der eigenen Geschlechtsrolle zerfallene Frau ist als ein wirkendes weibliches Vorbild »nicht da«, läßt einen leeren Raum.

d) Die »nicht anwesende« Mutter

Jede Form von »Nicht-da-sein« einer Mutter kann ungünstige Auswirkungen auf das Kind, insbesondere auf die kleine Tochter, haben. Ob nun dieses Nicht-da-sein von ihrer inneren Unerfülltheit, Unrast und Unsicherheit herrührt, oder ob es mehr durch äußere Umstände bedingt ist; etwa dadurch, daß eine Mutter ganz im Schatten eines übermächtig erscheinenden Vaters steht, gleich ob er ihr als Persönlichkeit weit überlegen ist, oder es lediglich versteht, sich rücksichtsloser durchzusetzen. Tatsächliche Abwesenheit der Mutter infolge von langer Krankheit, Scheidung oder endgültig durch den Tod kann sich gleichfalls folgenschwer auswirken. Wir wiesen bereits darauf hin, daß das Kleinkind noch nicht zu erkennen vermag, daß auch das Leben der Erwachsenen unentrinnbaren Schicksalen unterstellt ist. Es erlebt allein die unfaßbare Tatsache, von der Mutter plötzlich verlassen zu werden, und das bedeutet für das Kind, sich verraten zu fühlen und die Lieblosigkeit und Kälte einer nun böse erscheinenden Welt zu erfahren, vor der es in seinem Symptom Zuflucht sucht.

e) Die erdrückende Mutter

Aber nicht nur die Mutter, die zu wenig, auch die Mutter die zu viel »da ist«, kann sich ungünstig auf die Entwicklung des Kindes auswirken. Denken wir an die überfürsorgliche Mutter, die ihr Kind auf Schritt und Tritt mit wohlgemeinten Ratschlägen begleitet und mit ihrer es ständig beaufsichtigenden Gegenwart seine Selbstentfaltung verhindert. So kommt das Kind nicht dazu, selbständig zu denken und zu entscheiden, geschweige denn, einmal selbstverantwortlich zu handeln. Es versäumt, zur rechten Zeit die Fähigkeiten zu entwickeln, die ihm zur späteren Bewältigung der Welt unbedingt verfügbar sein müssen. Und so verschaffen sich die an ihrer natürlichen Entfaltung verhinderten vitalen Kräfte als kläglichen Ersatz ein Ventil im nächtlichen Einnässen.

f) Die »verniedlichende« Mutter

Ähnlich wie die erdrückende Mutter verhindert auch die in ihr Kind vernarrte Frau, die es ständig süßlich-sentimental betut, seine eigenständige Entwicklung. Sie spricht in einer von einem bestimmten Alter ab nur noch peinlich wirkenden, alles verniedlichenden Babysprache mit dem Kind, putzt es »süß« heraus und macht es zur »wonnigen« Puppe. Selbstverständlich muß sich ein Kind, das immer »wie aus dem Ei gepellt« aussehen soll, von anderen weniger gepflegten und nicht so wohlerzogenen Kindern fernhalten. Insbesondere neigen Mütter dieser Art dazu, das Geschlecht ihrer kleinen Söhne zu verleugnen, was sich augenfällig zeigen kann, wenn sie sie noch mit 5–6 Jahren in mädchenhafte Kleidung stecken.

Hinter der mütterlichen Tendenz, immer niedliche kleine Kinder zu behalten, die nie groß werden sollen, steht, wie eine genauere Analyse aufzudecken pflegt, psychologisch meist die Tatsache, daß eine solche Mutter an der Problematik ihrer Stellung zum eigenen und damit zwangsläufig auch zum anderen Geschlecht gescheitert ist. Mangels eigener Geschlechtsidentität kann sie nicht bejahen und fördern, daß ihre Tochter zur Frau und ihr Sohn zum Mann heranwächst. Insgeheim ressentimentgeladen ersticken solche Mütter mit überfreundlicher Zuwendung bei ihren Kindern die Entfaltung des lebensnotwendigen Maßes an Aggression (die in einer so überaus »freundlichen« Atmosphäre einfach nicht aufkommen kann). Ersatzweise muß das Kind wieder im Symptom ein Ventil suchen für Regungen, die es nicht sinnvoll in sein Leben einordnen kann.

Wie folgenschwer für das Kind eine äußerlich so liebenswürdige Haltung der Mutter in Wirklichkeit ist, zeigt schon die Beobachtung, daß solche verzärtelten Kinder von ihren Altersgenossen gemieden, ja abgelehnt, ausgelacht, heimlich geknufft und gemeinsam geprügelt werden und so immer mehr vereinsamen. Und unvermeidlich müssen sie ja doch früher oder später aus ihrer künstlich babyhaft gehaltenen Welt heraus ins wirkliche Leben, dem sie nicht gewachsen sind. Das gilt sowohl für das lebensuntüchtig gebliebene Mädchen (das kein Prinz auf sein Schloß holen wird, um zeitlebens den mütterlichen Kult mit der hübschen Puppe, die eine so tiefe Seele hat, fortzusetzen) als auch für den Jungen, dem das Hereinwachsen in die seiner jeweiligen Altersstufe entsprechende Form von – wenn auch noch so kindlicher – »Männlichkeit« erschwert, wenn nicht gar verbaut worden ist, so daß ihm möglicherweise nur der Ausweg bleibt, seine »Männlichkeit« ersatzweise in der Zerrform des nächtlichen Einnässens zu beweisen.

g) Die überfordernde Mutter

Umgekehrt gibt es Mütter, die ihr Kind überfordern, indem sie es vorzeitig behandeln, als wäre es schon »groß«. Das ist besonders häufig der Fall bei alleinstehenden Müttern, die mangels eines geeigneten männlichen Partners ihr Kind zum Vertrauten machen und es an ihrem Denken und Fühlen, ihren Sorgen und Nöten teilhaben lassen. Das kann so weit gehen, daß sie auch die intime weiblich-mütterliche Welt nicht mehr vor dem Kind verschließen. Es ist leicht einzusehen, daß ein unter diesen Umständen heranwachsender Junge in solcher Treibhausatmosphäre, seinem Alter weit vorauseilend, in eine unnatürliche Frühreife hineingetrieben wird. Das bedeutet einen schwerwiegenden Verstoß gegen ein schon mehrfach erwähntes biologisches Grundgesetz: Für jede Entwicklungsphase braucht der Mensch die ihr angemessene Zeit. Alle Versuche, die Phasenfolge zu beschleunigen, so begrüßenswert das auch im Augenblick erscheinen mag, werden die spätere Entwicklung beeinträchtigen.

Zu den überfordernden Müttern gehört auch die Frau, die in einer unglücklichen enttäuschenden Ehe lebt und die nun ihre Liebes- und Zärtlichkeitsbedürfnisse, mit denen sie sich nicht an den Ehemann wenden kann, ohne sich dessen bewußt zu sein, beim Kind zu befriedigen sucht. Die Atmosphäre überhitzt sich in einer besonders für den Knaben gefährlichen Weise. Eine weitere bedenkliche Folge des mütterlichen Verhaltens ist darin zu sehen, daß die Mutter – selbst wenn sie sich bewußt bemüht, jede Beeinflussung des Sohnes zu vermeiden – ihn emotional doch auf ihre Seite zieht und ihn damit also doch veranlaßt, innerlich Stellung gegen den Vater zu nehmen. Das erschwert ihm aber in den Jahren, in denen das väterliche Vorbild und die Identifikation mit dem Vater für die gesunde innere Entwicklung des Jungen unerläßlich sind, männliche Identität zu erfahren. Auch eine solcherart bedingte Entwicklungsstörung kann sich wieder in einer Enuresis äußern.

h) Der Einfluß des Vaters

Grundsätzlich kann der Vater – genau wie die Mutter – zum Auftreten einer Enuresis beim Kinde beitragen. Wenn er in den bisherigen Ausführungen so wenig berücksichtigt wurde, liegt das daran, daß er in der Welt des kleineren Kindes, die noch fast allein von der Mutter geprägt wird, nur eine periphere Rolle zu spielen pflegt. Bei jugendlichen oder gar erwachsenen Bettnässern wird die Bedeutsamkeit des Vaters sehr wohl spürbar sein. Im Prinzip könnten alle Aussagen über verschiedene Mutter-Typen, entsprechend abgewandelt, nun auf den Vater bezogen, wiederholt werden.

Beschränken wir uns jedoch darauf, ein pathogenetisch wichtiges Beispiel herauszustellen, und zwar den Vater, der nicht »da ist«, was wiederum nicht nur wörtlich zu verstehen ist. Nicht nur ein tagsüber stets oder langfristig abwesender Vater, sondern mehr noch der neben seiner dominierenden Frau kaum in Erscheinung tretende Vater kann sich ungünstig auf die Entwicklung insbesondere des Sohnes auswirken. Das gilt also auch für den übermäßig weichen, den kraftlos-kränklichen oder den zu alten Vater. Solche Väter vermögen die ihnen natürlicherweise zukommende Rolle, überzeugende Vertreter des männlichen Prinzips zu sein, nicht auszufüllen. Männliches Prinzip meint hier vorwärtsstrebende Aktivität gepaart mit der stetigen Kraft, die Erscheinungen der Welt zu durchdringen, zu ordnen und neu zu gestalten. Um sein eigenes inneres Leitbild zu entwickeln, bedarf der heranwachsende Knabe des starken männlichen Vorbildes. Fehlt ihm ein solches Vorbild, besteht die Gefahr, daß er es versäumt, die Fähigkeit zu entwickeln, sich gegenüber dem weiblichen Prinzip zu behaupten. Es gelingt ihm dann nicht, sich, wie es für ihn notwendig wird, aus dem mütterlichen Raum, in dem er natürlicherweise, ebenso wie das Mädchen, die ersten Lebensjahre verbringt, zu befreien; vielmehr bleibt er zeitlebens darin gefangen.

Gelegentlich kann es so beim Knaben zur Fehlidentifizierung mit der Mutter, also dem weiblichen Prinzip, kommen, was dann auch im Symptom des Bettnässens, sofern es einfach ein unter-sich-Lassen ist, das der weiblichen Form der Harnentleerung entspricht, zum Ausdruck gebracht wird. So betrachtet, kann im Bettnässen geradezu ein repräsentativer Hinweis auf eine Fehlidentifikation mit dem gegengeschlechtlichen Elternteil gesehen werden. Bei der Analyse solcher Fälle zeigt sich oft in charakteristischer Weise, daß die im bewußten Tagesleben nicht sinnvoll fruchtbar unterzubringenden gleichgeschlechtlichen Impulse ihren unbewußten Ausdruck in der Enuresis finden (übrigens sind gleichgeschlechtliche Impulse, ebenso wie die bei allen Menschen nachweisbaren anatomischen Rudimente der gegengeschlechtlichen Sexualorgane, latent bei jedem Gesunden vorhanden).

Was eben in bezug auf den Knaben ausgeführt wurde, gilt in entsprechender Weise auch für das Mädchen, dem ein identifikationswürdiges mütterliches Vorbild versagt blieb. Beim Mädchen kann eine Fehlidentifikation mit dem väterlichen Prinzip dann im Symptom des Bettnässens zum Ausdruck kommen, was gelegentlich in Träumen deutlich wird.

V. Säuglingsphase und Enuresis

In den voraufgehenden Abschnitten dürfte ausreichend deutlich geworden sein, daß weder einmalige traumatische Ereignisse noch einzelne Erziehungsfehler entscheidend sind, sondern »*Haltungen*« des Erziehers (Mutter, Vater), *die als Teil seines Charakters das Wesen eines Menschen bestimmen* und damit die von ihm geschaffene Atmosphäre ausmachen. Solche mütterlichen Haltungen, die wir bisher vorwiegend unter dem Gesichtspunkt betrachtet haben, wie sie sich in der Phase der Sauberkeitsgewöhnung auswirken, beeinflussen das Kind aber, da sie unlöslich mit dem Charakter der Mutter verbunden sind, bereits vom Tage der Geburt an. Ja sie waren bereits entscheidend dafür, mit welcher inneren Einstellung eine Frau ihre Schwangerschaft auf sich nahm und damit auch ihrem Kind von Anfang an gegenüberstand. *So beeinflussen die mütterlichen Haltungen auch die Säuglingszeit in entscheidender Weise und können sie schwer überschatten.* Wenn also bisher die Haltungen verschiedener Mutter-Typen nur unter dem Gesichtspunkt ihrer Auswirkung auf das Kind in der Phase der Reinlichkeitserziehung berücksichtigt wurden, so ergibt sich ein unvollständiges Bild, das in Wirklichkeit durch die unbedingt zu berücksichtigende Feststellung zu ergänzen ist, daß diese Einflüsse auf ein bereits längst »einschlägig vorbelastetes«, also *spezifisch sensibilisiertes Kind* treffen. Wir müssen uns also, soll unsere Darstellung dem komplexen Gesamtgeschehen gerecht werden, nun noch den Einwirkungen in der vorausgegangenen Säuglingszeit zuwenden.

1. Die »orale« Welt

Mit dem Begriff »Säuglingsphase« wird bereits gesagt, daß der Stillakt, das Saugen, das Aufnehmen mit dem Mund, das Orale (os = Mund), also das »Kriegen« zu jener Zeit erlebnismäßig im Mittelpunkt steht. *Spranger* spricht deshalb auch von der Phase der »Mundwelt«, und damit ist auch von der Entwicklungspsychologie und Pädagogik als charakteristisch für den ersten Lebensabschnitt herausgestellt worden, was *Freud* bereits vor Jahrzehnten als »orale Phase« gekennzeichnet hat. Seither haben sich die psychoanalytischen Erkenntnisse über die orale Phase ständig erweitert[6].

Was bedeutet das nun im hier besprochenen Zusammenhang? Wie wir hörten, geht es in der Säuglingsphase erlebnismäßig um das »Kriegen« oder, von der zugehörigen Triebregung her gesehen, um das »Haben-wollen«. Das Kind kann das Notwendige und Erstrebte in reichlicher Menge bekommen, kann dann zufrieden sein und sich in der Fülle fühlen; oder es kann ihm kärglich zugemessen werden, so daß es unzufrieden ist und darbt. Man mag ihm liebevoll geben, oder es kalt und unpersönlich, wenn nicht gar vorwurfsvoll, ungehalten und eilig abfüttern. Es erfährt die verläßliche Treue der Mutter, die ihm zur rechten Zeit gibt, so viel es braucht, oder fühlt sich ihrer unberechenbaren Willkür hinsichtlich des Zeitpunktes, der Art und der Menge seiner Mahlzeit ausgeliefert. So wird verständlich, daß das Lebensgrundgefühl, die Gestimmtheit des Kleinkindes, die Ausdruck seiner inneren Einstellung zur Welt ist, durch das jeweilige Verhalten der Mutter, die für das Kind die »Welt« repräsentiert, entscheidend geprägt wird. In dieser frühen Zeit werden die Weichen für das ganze weitere Leben gestellt, ob ein Mensch im Grunde optimistisch ist, zuversichtlich, vertrauensfähig, ob er sich realitätsangepaßt verhält, ob er ständig zwischen unberechtigten Hoffnungen und ebenso unberechtigten Zweifeln schwankt, ob er mißtrauisch, grundsätzlich pessimistisch ist und bei geringstem Anlaß depressiv reagiert.

Um einen naheliegenden Einwand von vornherein auszuschalten, muß wieder hinzugefügt werden, daß es sich beim Säugling selbstverständlich nicht um (dem Erwachsenenalter gemäße) »Erkenntnisse« handeln kann, die nun die Grundlage seiner entsprechenden Weltanschauung bilden, sondern um den Niederschlag unmerklich erworbener, tagtäglich wiederholter Erfahrung. (Übrigens steckt – worauf meines Wissens *Nietzsche* als erster hingewiesen hat – auch in den abstrakten Systemen unserer großen Philosophen weit mehr an unbewußter eigener Kindheitserfahrung, als sie selber und ihre Anhänger wissen!) Die ständige leise, gleichsam atmosphärische Einwirkung der Umwelt prägt das Kind weit nachhaltiger als ein einmaliges, ganz aus dem Rahmen fallendes Ereignis. »Steter Tropfen höhlt den Stein.« Wir wiesen schon einmal darauf hin, daß die dem Menschen anlagemäßig mitgegebenen Triebkräfte in der tagtäglichen Auseinandersetzung mit der Umwelt einem sie abwandelnden, kultu-

---

[6] Genannt sei hier vor allem Schultz-Hencke und sein Kreis. Vgl. seine Ausführungen über das »Kaptative« in »Der gehemmte Mensch«, Thieme Verlag, 3. Aufl. 1969

rell notwendigen Reifungsprozeß unterliegen. Wenn nun die Umweltbedingungen, allen voran die Haltung der Mutter, den kindlichen Triebkräften nicht das lebensnotwendige Mindestmaß an Entfaltungsmöglichkeit belassen, sondern sie gewissermaßen »im Keime ersticken«, muß es, wie an Beispielen erläutert wurde, zu bedenklichen Fehlentwicklungen kommen. Denn durch Hemmung und Verdrängung werden zur Lebensbewältigung unerläßliche Triebkräfte vom weiteren Reifungsprozeß ausgeschlossen, und wo sie einem Menschen nicht in altersgemäß ausgereifter Form verfügbar sind, entstehen Ausfälle. So muß er mit seinen auf Grund solcher Lücken im Erleben zwangsläufig infantil und unzulänglich bleibenden Versuchen immer aufs neue scheitern. Selbst wenn der Neurotiker, dessen Fehlentwicklung skizziert wurde, seine Ausfälle »unbewußt« spürt und sich nun bemüht, durch eine besonders gute Entwicklung ihm noch verfügbarer Triebkräfte einen Ausgleich zu schaffen, oder sogar, den Mangel überkompensierend, einzelne Fähigkeiten in hervorragendem Maße entwickelt, wird er durch seine Starrheit auffallen, da ihm das den Gesunden charakterisierende Merkmal fehlt, innerlich lebendig bewegt auf die in buntem Wechsel andrängenden Lebensanforderungen zu antworten und sie situationsgerecht zu meistern.

Wenn nun bereits in der frühesten Lebensphase die Entwicklung der oralen Strebungen beeinträchtigt wird, werden auch die den nachfolgenden Entwicklungsphasen ihr charakteristisches Gepräge gebenden Triebkräfte, sofern die hemmenden Umweltfaktoren auch weiterhin wirksam sind, weitgehend das gleiche Schicksal erleiden. Mißlingt in der Säuglingsphase die Auseinandersetzung mit der Umwelt auf oralem Gebiet, so kann damit ein Scheitern auf urethralem Gebiet in der Phase der Sauberkeitserziehung bereits vorprogrammiert sein. So wird verständlich, daß beispielsweise im Symptom des Bettnässens sehr wohl auch orale Problematik zum Ausdruck kommen kann, was noch durch den Umstand begünstigt wird, daß durch die nachhaltige Nötigung zur Auseinandersetzung mit den Forderungen der Welt bereits früher erworbene orale Verhaltensmuster erneut in den Strudel unbewältigten Erlebens hineingerissen werden können. Für Bettnässer kennzeichnende orale Züge äußern sich etwa in Verwöhnungserwartung und Überansprüchlichkeit, ebenso in Hingabestörung.

Auch für den *Süchtigen* ist die Fehlverarbeitung der oralen Frühphase entscheidend. Ist bereits eine Frühschädigung auf oralem Gebiet vorhanden, so muß damit gerechnet werden, daß sie sich in späteren Entwicklungsabschnitten, von denen uns hier die Phase der Sauberkeitserziehung besonders interessiert, zunehmend verstärkt, sofern eine ungünstige Beeinflussung der häuslichen Atmosphäre durch die Wesensart der Mutter unverändert andauert. Demnach werden wir unter Bettnässern bevorzugt »oral stigmatisierte« Kinder finden, beispielsweise also Kinder, deren frühe orale Gehemmtheit sich dadurch verrät, daß sie nicht gelernt haben, um etwas zu bitten oder gar etwas zu fordern. Diesen Mangel können sie nun zu kompensieren suchen, indem sie auch nichts hergeben, nicht schenken können, und so auch die Fähigkeit, sich selbst zu verschenken, sich hinzugeben, unentwickelt bleibt. Wir haben es mit einem *hingabegehemmten* Menschen zu tun. Erinnern wir uns daran, was bereits über die unbewußte Tendenz des Bettnässers, sich im Akt des Einnässens verströmend hinzugeben, gesagt wurde. Dann wird verständlich, daß ein derart vorbelastetes, in seinen oralen Möglichkeiten eingeschränktes Kind seine von natürlichem Zärtlichkeitsbedürfnis getragenen Hingabewünsche, die tagsüber unter dem hemmenden Einfluß der Mutter auch in der Phase der Sauberkeitsgewöhnung nicht verwirklicht werden können, kompensatorisch im nächtlichen Einnässen verströmt.

2. Folgen »oraler« Gehemmtheit und Enuresis

Wenn wir uns klarmachen, daß zum Oralen in des Wortes eigentlicher Bedeutung (Nahrungsaufnahme) nicht nur passives Einströmenlassen und Aufnehmen dargereichter flüssiger Nahrung, sondern auch zunehmend aktives Zupacken mit Lippen und Kiefern, Festsaugen, Festhalten, sich »Verbeißen« gehört, später, mit der Entwicklung der Zähne, sogar Abbeißen, Zerkleinern, Zerstückeln, so wird noch deutlicher, daß eine schon vorher bestehende orale Gehemmtheit eine Enuresis, deren Beziehung zum aggressiven Erleben bereits dargelegt wurde, begünstigen muß. Denn die bereits im oral-aggressiven Bereich gehemmten Kinder werden in der Phase der Sauberkeitserziehung besonders leicht der Versuchung erliegen, sich in Form der Enuresis eine Möglichkeit der Aggressionsabfuhr zu verschaffen, die ihnen in gesunder Weise nicht zur Verfügung steht. Dabei kommt es nicht darauf an, ob Aggression im Sinne von unverfänglichem adgredi (an etwas herangehen, sich damit befassen) zu verstehen ist oder den Charakter eines feindseligen Angriffs mit destruktiver Tendenz besitzt.

Wenn wir in unsere Überlegungen die bereits durchlaufene orale Entwicklungsphase einbeziehen und die verschiedenartigen Hemmungsmöglichkeiten und Fehlentwicklungen, die auf diesem Gebiet möglich sind, mitberücksichtigen, wird uns verständlich, daß wir bei Bettnässern neben den bereits besprochenen typischen Strukturvarianten mehr oder minder häufig auch *besondere Einzelzüge und sonstige Auffälligkeiten* antreffen.

Als Beispiel sei das trotz guter Intelligenz *begriffsstutzige Kind* erwähnt. »Begreifen« und »Begriff« leiten sich ab vom hand»greiflichen« (also einem in des Wortes urprünglicher Bedeutung gemeinten) Begreifen = Anfassen, Abtasten einer neuen Sache (was auch den ursprünglichen Sinn von ad-gredi trifft). Solche Kinder »kapieren« schwer, sind, vor allem Neuem gegenüber, begriffsstutzig und nicht imstande, wieder oral ausgedrückt, eine Sache zu »fressen«. Deshalb versagen sie häufig in der Schule. Auf die Dauer kann dann ein solches wegen seiner vermeintlichen »Dämlichkeit« von der Umwelt gehänseltes Kind den Eindruck eines scheinbar Schwachsinnigen erwecken. Ist es nun, was bei solcher Entwicklung, psychologisch gesehen, durchaus naheliegend erscheint, auch noch Bettnässer, so bedeutet das nach gängigem ärztlichen Urteil nur das Schlußglied in der Beweiskette, daß ein »konstitutioneller Schwachsinn« vorliegt.

Diese Feststellung ist von großer praktischer Bedeutung. Denn mit einer derartigen ärztlichen Diagnose ist das Urteil über ein solches Kind gesprochen. Die vermeintliche Aussichtslosigkeit aller therapeutischen Bemühungen wird jede Initiative lähmen. –

Für das bereits oral gehemmte Kind, das nicht zupackend an Dinge herangehen kann, gibt es als Ausweg auch noch das *Ausweichen in die Phantasiewelt*, wo es ihm spielend und angstlos gelingt, seine Wünsche zu verwirklichen. Typische Beispiele bieten der Träumer oder die jugendliche Leseratte. Ohne Anstrengung und ohne in schuldhafte Verstrickungen zu geraten, erleben und genießen sie, was andere mit schweren Mühen und oft in Gewissensnot im wirklichen Leben tatsächlich geleistet und erreicht haben.

Eine besondere Variante stellt der für viele Enuretiker typische *Drang in die abenteuerliche Ferne* dar, der allerdings in der Wirklichkeit bald zu versanden pflegt und meist in der Phantasie ausgelebt wird. *Wasser* in jeder Form und alle Tätigkeiten, die mit Wasser zu tun haben, wie der Beruf des Schiffers, des Seemanns spielen in den Phantasien, aber auch in den Träumen der Bettnässer eine hervorgehobene Rolle. Diese Vorliebe ist in der sinnfälligen Beziehung zum Symptom begründet.

Die Beziehung zum Oralen ist bei dem bei Bettnässern so häufigen Symptom des *Naschens und Klauens* ebenfalls durchsichtig. Das oft suchtartige Naschen ist als ein Versuch des Kindes zu verstehen, die ihm durch die karge Haltung der Mutter vorenthaltene »süße« Zärtlichkeit in der Ersatzform heimlich gestohlener Süßigkeiten doch zu bekommen. Deshalb wird auch besonders die Mutter »beklaut«. – Die erwähnte aggressive Komponente des Oralen verrät sich bei Bettnässern gelegentlich in *plötzlich durchbrechenden destruktiven Handlungen*. Unter Brandstiftern sind Bettnässer überdurchschnittlich oft vertreten. In ihrer herostratischen Ruhmsucht bieten sie ein anschauliches Beispiel für die Fehlverarbeitung eines gesunden Geltungsstrebens zu krankhafter Geltungssucht. – Auch das *Weglaufen*, das als quasi manischer Durchbruch aus einer depressiv getönten Grundstimmung heraus zu verstehen ist, sei hier genannt.

3. Beziehung zur Sucht

Vom Oralen her wird auch der in mancher Hinsicht *suchtartige Charakter der Enuresis* verständlich. Süchtig ist, wer zwanghaft »oral« kriegen muß. Wenn schon Erwachsene immer wieder ihre Zuflucht zum Nikotin, zum Alkohol oder zur Droge nehmen, obwohl sie genau wissen, daß besonders Alkoholismus und Alkaloid-Abusus nicht mehr zu bieten vermögen als einen flüchtigen und teuer bezahlten Selbstbetrug; wenn weder der Appell an die Vernunft in Kenntnis der ruinösen Folgen, noch Rücksicht auf die Familie, Pflichtbewußtsein, Schamgefühl usw. erwachsene Menschen vor immer neuem Rückfall bewahren können, wieviel weniger dürfen wir dann vom Kind erwarten und verlangen, daß es in der Lage sein soll, auf Grund eines Appells an diese inneren Instanzen sein lebenserfüllendes Symptom aufzugeben. Bei der Besprechung der Therapie werden wir noch sehen, daß diese Überlegungen praktisch wichtig sind. Wer beispielsweise ein bettnässendes Kind beschämt oder verhöhnt, stößt es nur tiefer in seine Problematik hinein, betreibt also eine durchaus negative »Therapie«! Zu bedenken ist auch, daß das bettnässende Kind seiner »Sucht« nur im Zustand der nächtlichen Ausschaltung seines Tagesbewußtseins erliegt, während der süchtige Erwachsene bei voller Wachheit rückfällig wird!

Das anscheinend besonders häufige Zusammentreffen von *Stottern* und Bettnässen könnte auf weitere Beziehungen zwischen Oralität und Enuresis hinweisen. Strukturelle Ähnlichkeiten zwischen Stotterern und Bettnässern sind unverkennbar. *Fuhge* hat darauf aufmerksam gemacht, daß Bettnässer Schwierigkeiten beim Sprechenlernen hatten.

VI. Äußeres Erscheinungsbild und Zuordnung des Bettnässers nach Alter, Geschlecht und sozialer Schicht

Das *äußere Erscheinungsbild des Bettnässers* ist nicht charakteristisch, kann es auch nicht sein, da sich schwerlich ein einheitlicher Typus aus so vielfältig zusammengesetzten Strukturelementen herausbilden könnte. So finden wir den gepflegten, fast mädchenhaft zart wirkenden Knaben und Jugendlichen ebenso wie den ruppigen Verwahrlosten. Es gibt unter Bettnässern sowohl überdurchschnittlich intelligente Frühreife als auch in ihrer geistigen Entwicklung Zurückgebliebene (wobei jedoch Debile, Epileptiker und Psychotiker, die an einer Enuresis leiden, unberücksichtigt bleiben, da sie nicht zur Gruppe der hier allein besprochenen echten Bettnässer gehören). Die bevorzugte Beteiligung eines bestimmten konstitutionellen Typs ist unserer Erfahrung nach nicht nachweisbar.

Wenn gelegentlich als Beleg für die angebliche konstitutionelle bzw. erbbiologische Bedingtheit der Enuresis sogenannte *Bettnässer-Familien* angeführt werden, bei denen etwa Vater und Sohn, Onkel und Neffe, häufiger noch zwei oder gar mehrere Geschwister betroffen sind, so beweist das in Wirklichkeit nicht das Geringste. Diese Tatsache ließe sich allein durch den Hinweis ausreichend erklären, daß die in solchen Familien aufwachsenden Kinder tagaus, tagein atmosphärischen Einwirkungen ausgesetzt sind, die, wie wir gesehen haben, wesentliche Voraussetzungen für das Zustandekommen einer Enuresis schaffen. Eindeutig ist, daß Bettnässen *bevorzugt beim männlichen Geschlecht* auftritt. Dank der – wörtlich zu verstehenden! – anatomisch »hervorragenden« Beschaffenheit des Harnorgans hat die Funktion des Urinierens für den Jungen eine unvergleichlich größere Bedeutung als für das Mädchen. So müssen auch hier ansetzende Beeinträchtigungen und Störungen eine weit stärkere Auswirkung haben. Auf die unterschiedliche Beteiligung der verschiedenen Altersklassen wurde bereits hingewiesen.

Eine soziale Zuordnung der Bettnässer ist nach unseren Erfahrungen bisher nicht mit genügender Sicherheit möglich. Zweifellos fördern katastrophale Lebensverhältnisse bei sozial benachteiligten Bevölkerungsschichten die Verbreitung des Leidens. Sie begünstigen und fixieren es, prägen aber nicht die strukturellen Voraussetzungen des Enuretikers. Umgekehrt findet aber das mehr im Kollektiv aufwachsende Kind der Unterschicht in der Gemeinschaft mit Seinesgleichen eher Ausgleichsmöglichkeiten als das in stärkerer Vereinzelung aufwachsende Kind sozial bevorzugter Kreise.

Abschließend sei das Bettnässen noch als Ausdruck der *Verwahrlosung* erwähnt. Wenn auch die Übergänge zwischen Neurose und Verwahrlosung durchaus fließend sind, so ist für das Zustandekommen einer Verwahrlosung – im Gegensatz zur Neurose – das Fehlen einer ausreichenden Erziehung zur sozialen Einordnung kennzeichnend. Kinder, die ohne den regulierenden Einfluß eines geordneten Familienlebens sich selbst überlassen aufwachsen und die kaum oder in denkbar ungeschickter Weise zur Sauberkeit angehalten werden, nässen begreiflicherweise oft weit länger als normal ein.

C) Auswertung der bisherigen Ausführungen für die Prophylaxe der Enuresis

Nach all diesen notwendigen, vielfach verschlungenen Untersuchungen und Überlegungen dürften wir nun hinreichend gerüstet sein, um uns den wichtigen Fragen der Prophylaxe zuzuwenden.

I. Grundsätzliche Voraussetzungen einer erfolgversprechenden Enuresis-Prophylaxe

Im Interesse einer Krankheitsverhütung müssen

1. zunächst alle überhaupt als pathogenetisch wirksam in Betracht kommenden Störfaktoren ermittelt werden, ohne deren Kenntnis eine zielgerichtete Prophylaxe nicht möglich ist;
2. alle ermittelten Störfaktoren auf ihre pathogene Wertigkeit hin überprüft und dann, entsprechend ihrer »Virulenz«, in eine Rangliste eingeordnet werden. Denn nur ein solcher Überblick ermöglicht es, ökonomisch vorzugehen;
3. die so eingestuften Faktoren auf ihre Vermeidbarkeit hin untersucht werden. Auch das ist unerläßlich, will man nicht Gefahr laufen, Energien nutzlos zu vergeuden.

Erst nach solcher Vorarbeit ist eine quasi strategische Gesamtplanung möglich, in der alle notwendigen und durchführbaren Maßnahmen, ihrer wirklichen Bedeutung entsprechend, am zeitlich und räumlich richtigen Platz eingeordnet sind. Erst diese Planung gibt die Gewähr, daß auch wirklich das derzeit Mögliche in optimaler Weise geschieht.

II. Die unterschiedliche pathogenetische Wertigkeit der einzelnen Faktorenreihen

Verfolgen wir daraufhin nochmals den Weg, den wir bisher zurückgelegt haben. Bei der Suche nach »der Ursache« der Enuresis stießen wir auf eine Unzahl von Störfaktoren, die sich zwanglos zu Gruppen oder Reihen von Faktoren recht unterschiedlichen pathogenetischen Gewichts zusammenfassen ließen. Wir gingen aus von *äußeren Faktoren* (Wohnverhältnisse, Ernährung, Kleidung usw.) und erkannten, daß ihnen lediglich die Bedeutung begünstigender Bedingungen zukommt, indem sie ein bereits bestehendes Symptom fixieren und ausnahmsweise – Beispiel einer Verwahrlosung – auslösen können. Im allgemeinen sind diese *begünstigenden Faktoren* aber nicht in der Lage, für sich allein eine echte Enuresis zu verursachen.

Diese Feststellung veranlaßte uns dann, den bei Einsetzen einer Enuresis erfahrungsgemäß nachzuweisenden Erlebnissen nachzugehen. Als typische Beispiele stellten sich heraus: Geburt jüngerer Geschwister, Herausgerissenwerden aus dem Elternhaus, Tod der Mutter usw. Mit dieser zweiten Reihe von Bedingungen schienen wir schon eher auf die eigentlichen »Ursachen« gestoßen zu sein, mußten dann aber bei näherer Untersuchung feststellen, daß auch sie nur eine *auslösende Funktion* haben. Eine bis dahin unterschwellig gebliebene Störung im Lebensbereich des Kindes, die nun sichtbaren Ausdruck im Bettnässen fand, war durch ein solches für das Erleben des Kindes bedeutsames Ereignis offenkundig geworden. Hätte nicht bereits vorher eine tiefgreifende Störung der Beziehung des Kindes zu seiner Umwelt vorgelegen, wäre durch Faktoren dieser Reihe allein wiederum keine Enuresis zustandegekommen.

Damit ergab sich die Notwendigkeit, die Kind-Umwelt-Beziehung auf ihre spezifisch im Hinblick auf die Enuresis pathogenen Störungsmöglichkeiten hin zu untersuchen, womit wir dann auf eine Reihe *strukturierender Faktoren* von weit größerem Gewicht stießen. Bei ihrer Überprüfung waren wir auf den Zusammenhang zwischen bestimmten ungünstigen »atmosphärischen« Einwirkungen auf die kleinkindliche Umwelt einerseits (z. B. gewisse charakterliche »Haltungen« der Mutter) und bestimmten typischen Fehlentwicklungen des Kleinkindes andererseits aufmerksam geworden, wobei sich die *prämorbide Struktur* des (späteren) Enuretikers herausbilden kann.

Mit dieser Feststellung waren wir genötigt zu überprüfen, ob, gewissermaßen als Kern einer jeden Enuresis, konstitutionelle Faktoren eine Rolle spielen.

III. Systematische Zusammenstellung der bedingenden Faktoren

Welche Folgerungen ergeben sich nun für die praktische Prophylaxe?

1. Begünstigende äußere Faktoren

Den *begünstigenden äußeren Faktoren* (schlechte Wohnverhältnisse usw.), so unheilvoll sie sich auch auswirken, kommt als spezifisch pathogenes Moment für die Enuresis nur geringe Bedeutung zu. Deshalb können alle Maßnahmen, die zur Überwindung des sozialen Elends einzusetzen sind, auch nicht insonderheit als eine Enuresis-Prophylaxe gewertet werden.

2. Auslösende Faktoren

Die *auslösenden Faktoren* gewinnen ihre besondere Bedeutsamkeit oft dadurch, daß sie blitzartig bis dahin verborgene Zusammenhänge beleuchten. Die Brüchigkeit der gesamten Lebenssituation eines bisher scheinbar in Harmonie mit der Umwelt lebenden Kindes kann durch einen »brutalen«, die Symptomatik auslösenden Schicksalseinbruch plötzlich aufgedeckt werden.

Um einer solchen Fehlentwicklung von Anfang an vorzubeugen, ist es vor allem wichtig, die Öffentlichkeit auf breiter Basis, insbesondere Mütter (aber auch Väter) über grundlegende Gesetzmäßigkeiten und Zusammenhänge, die die menschliche Entwicklung bestimmen, umfassend aufzuklären. Es muß allgemein gewußt und auch berücksichtigt werden, daß das betroffene Kleinkind Schicksalseinbrüche aus seiner Perspektive ganz anders erlebt und daß es sich für den gesamten Lebensverlauf eines Menschen folgenschwer auswirkt, wenn es dem Kind unmöglich gemacht wird, sich auf eine ihm angemessene Weise mit den Ereignissen auseinanderzusetzen und sie wirklich zu verarbeiten. Bloße Kenntnis der Tatsachen allein reicht nicht aus, Schäden zu verhüten. Sich in ihr Kind einfühlend, muß eine Mutter mitfühlend verstehen, daß das »freudige Ereignis« der Geburt eines weiteren Kindes für das ältere bedeuten kann, daß es sich verlassen vorkommt und ihm seine Welt zusammenbricht, wenn ihm jetzt nicht in besonderem Maße liebevolle Aufmerksamkeit zuteil wird.

Leider zeigen nun die noch heute nicht selten von Ärzten, Lehrern,

Sozialfürsorgern und anderen getroffenen Maßregeln und erteilten Ratschläge, daß selbst bei denen, die berufen wären, Aufklärungsarbeit zu leisten, vielfach nur geringes Verständnis für die Auswirkung psychischer Erfahrungen vorausgesetzt werden kann. Damit ein Grundwissen auf diesem Gebiet wirklich Allgemeingut werde, ist es notwendig, *psychische Hygiene* an allen Schulen zum Pflichtfach zu machen oder zumindest in den Ausbildungsplan von Berufsgruppen einzubauen, die sich unmittelbar mit dem Menschen, insbesondere mit dem Kind befassen. Rundfunk, Fernsehen, Presse und Film ließen sich vermehrt in den Dienst einer psychohygienischen Aufklärung stellen. Auch das persönliche Gespräch unter vier Augen dürfte nicht zu kurz kommen. Wenn sich auch Schicksalsschläge wie etwa der Tod der Mutter nicht verhindern lassen, so kann doch das Wissen, in welchem Maße ein Kind in solch einer unabwendbaren Situation gefährdet ist, viel dazu beitragen, einer Fehlverarbeitung des Erlebten vorzubeugen oder eine sich bereits anbahnende Fehlentwicklung frühzeitig zu erkennen und abzufangen.

3. Strukturierende Faktoren

Im Hinblick auf prophylaktische Möglichkeiten sind nun die *strukturierenden Faktoren* zu besprechen, wobei es um Störungen in den Beziehungen des Kindes geht, die die Mutter (und der Vater) selber hervorrufen. Selten geschieht das mit Absicht, häufiger aus Gedankenlosigkeit und Bequemlichkeit; meist unbewußt, vielfach sogar trotz entgegenstehender besonders guter bewußter Absichten, wie am Beispiel der überfürsorglichen Mutter gezeigt wurde. Grundsätzlich müssen wir unterscheiden zwischen

(1) *typischen Erziehungsfehlern*
(2) *typischen ungünstigen familiären Konstellationen*
(3) den ausführlich besprochenen unbewußten *»Haltungen« der Eltern (Erzieher)*, die weitgehend automatisiert sind.

Obgleich sich diese drei Kategorien auch in der Praxis meist überschneiden, wollen wir sie im Interesse prinzipieller Klärung doch getrennt behandeln, wenn wir den wesentlichen Inhalt der voraufgehenden Ausführungen noch einmal kurz zusammenfassen.

(1) Typische Erziehungsfehler

Typische Erziehungsfehler, die zum Zustandekommen einer Enuresis beitragen, begeht die Mutter zumeist bei der Reinlichkeitserziehung, und zwar vor allem dadurch, daß sie vorzeitig damit beginnt. Auch sonst wissen wir ja, daß frühreife Wunderkinder die in sie gesetzten Erwartungen der stolzen Eltern nicht zu erfüllen pflegen, sondern sehr oft früher oder später versagen. Grundsätzlich sollte ein Kind erst im Alter von $3/4$ bis $1^{1}/_{2}$ Jahren ernsthaft und beharrlich zur Sauberkeit angehalten werden, gegebenenfalls sogar noch später. Vorher besitzt es weder physisch noch psychisch den erforderlichen Reifegrad. Nun erst ist es auch fähig, sein Interesse, das bisher vorzugsweise seinen Exkrementen gegolten hat, auf ein anderes Betätigungsfeld zu verlagern, das sich ihm jetzt in der altersgemäßen Möglichkeit erschließt, im Wasser zu planschen und mit »Pampe« (feuchtem Sand) zu »manschen«. Leider wissen längst nicht alle Mütter, wie wichtig, ja notwendig es für das Kind in dieser Altersphase ist, nach Herzenslust (und bei geeigneter Witterung splitterfasernackt) planschen und sich dabei auch von oben bis unten selber einschmieren zu können. Oft wird einem Kind solche Betätigung aus Bequemlichkeit oder auch aus ängstlicher Rücksichtnahme auf das gefürchtete Urteil »der Leute« verwehrt.

– Angst vor Strafe

Wiederholt wurde schon darauf hingewiesen, daß es nicht allein auf den richtigen Zeitpunkt, sondern auch auf die *rechte Art* der Sauberkeitserziehung ankomme. Es darf nicht ein mit Zuckerbrot und Peitsche erzwungener Dressurakt sein, und *niemals darf die Angst des Kindes vor Strafe zum Motor seines Sauberkeitswillens werden.* Vielmehr muß die Reinlichkeitsgewöhnung den lockeren Charakter eines Nimm-und-gib-Spiels zwischen Mutter und Kind bewahren, wobei beide bereit sind zu schenken und nicht rücksichtsloses Fordern und angstverprelltes Hergeben gilt. Das bedeutet keineswegs, daß die Mutter weichlich nachgeben oder sich inkonsequent verhalten soll. Im Gegenteil: eine freundliche Atmosphäre schließt die notwendige Konsequenz nicht aus. Sie muß nur nicht »eisern« starr sein, sondern eine federnde Spannkraft besitzen. Das alles klingt zwar etwas trokken lehrhaft, läuft aber bei richtiger Einstellung der Mutter zum Kind ganz mühelos ab.

– Das Kind ernst nehmen – Härte und Verwöhnung

Voraussetzung ist, daß sich das Kind ernst genommen fühlt. Der Erwachsene erliegt leider leicht der Gefahr, die Äußerungen eines Kindes mit kränkender Geringschätzung beiseite zu schieben und völlig zu übersehen, wie reich und differenziert bereits die Empfindungs- und Äußerungsmöglichkeiten eines noch nicht Einjährigen, erst recht aber Zweijährigen und noch Älteren sind. Zur vollen Entfaltung kommen seine eigentlich menschlichen Anlagen aber nur, wenn eine freundlich zugewandte Umwelt einfühlsam und verstehend auf die Äußerungen des Kindes eingeht. Nichtachtung, läppische Verniedlichung und Verspottung hemmen die Entwicklung des nicht für voll genommenen Kindes und lassen es mehr oder weniger verkümmern. Denn es kann sich nicht angenommen und sicher geborgen fühlen. Damit soll weder einer Überschätzung noch einer Verzärtelung des Kindes das Wort geredet werden. Denn *Verzärtelung und Verwöhnung sind genauso schädlich wie Lieblosigkeit und Härte*. In realitätsverfälschender Weise wird dem verwöhnten Kind eine utopische Welt vorgegaukelt. Wenn es sich dann eines Tages unvermeidlich der wirklichen Welt stellen muß, kann es sich darin nicht zurechtfinden. Die dort geltenden Maßstäbe wird es als unerträgliche Härte erleben und daran zerbrechen oder sich in einer neurotischen Fehlhaltung abkapseln. Wiederum ist es kein Zufall, daß die verwöhnten Kinder unter den Bettnässern einen hohen Prozentsatz ausmachen.

Gegen das wohlbegründete Gebot, ein Kind unbedingt ernst zu nehmen, wird auch in anderer Hinsicht vielfach verstoßen, indem nämlich Zusagen nicht eingehalten werden und man es mit billigen Ausreden und vermeintlich harmlosen Schwindeleien, wenn nicht mit eindeutigen Lügen abspeist, was man glaubt, sich leisten zu können, »weil das Kind ja noch so klein ist«. Kein Wunder, daß ein früh betrogenes Kind sich von der Mutter abwendet und kein Vertrauen zur Welt fassen kann.

– Störende Hilfestellung

Kurz seien noch zwei Erziehungsfehler erwähnt, die erfahrungsgemäß bei Bettnässern eine Rolle spielen. Häufig haben bettnässende Kinder Mütter, die meinen, ihnen unbedingt bei ihren exkrementellen »Geschäften« behilflich sein zu müssen. Eine lange Zeit fortgesetzte intime Beschäftigung der Mutter mit dem Genitale ihres Jungen wirkt sich ungünstig aus. Es soll hier nicht näher auf die kindliche Sexualität eingegangen, sondern nur ins Gedächtnis gerufen werden, daß bereits das Kleinkind spezifisch genitale Lustempfindungen erlebt, die trotz der Unterschiede gegenüber der ausgereiften Sexualempfindung des Erwachsenen ihr doch qualitativ entsprechen. Bei manueller Hilfeleistung der Mutter beim Urinieren besteht die Gefahr, daß es zu einer bereits latent sexuell getönten Fixierung des Kindes kommt. Das zeigt sich nicht nur überzeugend in Träumen von bettnässenden Kindern mit entsprechender Anamnese, sondern auch darin, daß solche Knaben später in ihrer natürlichen sexuellen Entwicklung und in ihrer Einstellung zur Frau eingeengt sind, weil sie »an die Mutter fixiert« bleiben.

– Bedrohung

Noch verhängnisvoller ist die auch heutzutage noch ausgesprochene Drohung, dem Jungen, den man bei Spielereien am Genitale überrascht hat, werde man »es abschneiden«. Erfahrungsgemäß wird gerade der Bettnässer in dieser Weise bedroht. Man hofft, ihn durch Angst von seinem Leiden zu heilen. Es soll sogar Ärzte geben, die sich (nach vorheriger Absprache mit der Mutter) vor den Augen des Kindes an ihren chirurgischen Instrumenten zu schaffen machen, mit denen sie angeblich die blutige Operation durchführen wollen, falls das Bettnässen nicht bis zu einem festgesetzten Termin behoben sein sollte. Öfter kommt es vor, daß daraufhin tatsächlich eine Besserung eintritt oder das Symptom sogar völlig verschwindet. Mutter und Arzt hätten aber keinen Anlaß, stolz auf ihre famose pädagogische Methode zu sein. Ein derartiges Vorgehen ist nicht nur barbarisch, sondern es setzt auch unweigerlich Schäden. Im Glücksfall hört zwar die harmlos spielerische Beschäftigung mit dem Genitale auf und die Enuresis verschwindet, dafür aber wurde der Boden für eine neurotische Fehlentwicklung bereitet, die sich oft erst Jahre später und dann meist viel verhängnisvoller äußern wird.

(2) Ungünstige häuslich-familiäre Konstellationen

Ähnlich schädigend wie solche Erziehungsfehler wirken sich erfahrungsgemäß auch ungünstige häuslich-familiäre Konstellationen aus. In erster Linie ist an eine schlechte Ehe der Eltern zu denken. Entweder verlieren die ganz von ihrem Ehekrieg in Anspruch genommenen Eltern alle beide das Kind völlig aus den Augen, oder es wird zwischen Vater und Mutter hin und her gerissen, oder ein Elternteil sucht im Kind einen Ersatzpartner und macht es zum Vertrauten. Schwierig ist es auch für ein Kind, das bei schon alten oder bei Eltern heranwächst, zwischen denen ein erheblicher Altersunterschied besteht. Auch die ständige, oftmals Konflikte heraufbeschwörende Anwesenheit nicht zur engeren Familie gehöriger Personen kann sich störend auswirken. Berufstätigkeit beider Eltern schließt die Gefahr ein, daß es dem Kind an der lebensnotwendigen anteilnehmenden elterlichen Zuwendung fehlt. Besonders wichtig ist auch die unbewußte Einstellung der Mutter und des Vaters zum Geschlecht des Kindes. Denn die heimliche Enttäuschung der Eltern, deren sehnlicher Wunsch, einen Sohn (eine Tochter) zu bekommen, unerfüllt blieb, wird – entgegen ihren bewußten Absichten – in ihrem Umgang mit dem »unerwünschten« Kind irgendwie doch durchschlagen. Es kann auch sein, daß ein Kind innerhalb der Geschwisterreihe eine unglückliche Stellung einnimmt. So muß es belastend für einen zarten Jungen sein und seine Entwicklung beeinträchtigen, wenn er zwischen mehreren weit robusteren Schwestern aufwächst. Die beispielhaft angeführten typischen ungünstigen Konstellationen finden sich häufig bei bettnässenden Kindern.

(3) »Haltungen« von Mutter und Vater

Nun noch einige Worte zu den schon besprochenen mütterlichen (bzw. väterlichen) »Haltungen«, richtiger: zu den den Eltern selbst nicht bewußten charakterlichen *Fehlhaltungen.* In ihrer Bedeutung für das Zustandekommen einer Enuresis sind sie bereits gewürdigt worden. In ihren Auswirkungen auf das Kind in der Phase der Reinlichkeitserziehung glaubten wir, auf die letztlich ausschlaggebenden pathogenen Bedingungen gestoßen zu sein, bis sich dann zeigte, daß auch hier die Verhältnisse in Wirklichkeit noch verwickelter liegen. Denn es werden ja Kinder zur Sauberkeit erzogen, die bereits »einschlägig vorbelastet« sind; Kinder, bei denen es dadurch zu einer spezifischen Sensibilisierung gekommen ist, daß sie schon während der wichtigen oralen Säuglingsphase unmerklich, aber unablässig der Beeinflussung durch die gleichen mütterlichen Fehlhaltungen ausgesetzt waren. Im einzelnen ließ sich dann nachweisen, daß der Grundstein für bestimmte typische Strukturelemente und Verhaltensweisen des Enuretikers in Wirklichkeit bereits in der oralen Frühphase gelegt worden war; daß sie den Ausschlag gab beim späteren Zustandekommen der Symptomatik, und daß es weitgehend von ihrem Verlauf abhängt, wie sich der Charakter eines Menschen gestaltet. *So sind die Fehlhaltungen der Eltern, insbesondere der Mutter pathogene Faktoren allererster Ordnung.* Einfach ausschalten lassen sie sich nicht, da es niemandem möglich ist, unbewußte Einstellungen und damit auch ihre Auswirkungen nach entsprechender Aufklärung mit einigem guten Willen bewußt abzustellen. Prophylaktisches Bemühen müßte also vor allem bei den unbewußten Fehlhaltungen der Mütter ansetzen mit dem Ziel, bei ihnen eine tiefgreifende Veränderung zu bewirken. Das kann nach unserer Erfahrung nur mit Hilfe von tiefenpsychologischen Methoden erreicht werden.

4. Konstitutionelle Prädisposition

Können wir nun sagen, daß wir bis zum innersten Kern des pathogenen Bedingungsgefüges vorgedrungen sind? Im wesentlichen zweifellos. Grundsätzlich ist jedoch die Möglichkeit einer *konstitutionellen Prädisposition* nicht von der Hand zu weisen. Allerdings wäre es ratsam, die Hypothese der konstitutionellen Bedingtheit der Enuresis solange aus dem Spiel zu lassen, als die Umwelt nachweislich einen prägenden Einfluß ausübt.

Denn die Konstitution ist – jedenfalls praktisch – ein unbeeinflußbarer Faktor, während in Wechselwirkung mit der Umwelt angebahnte Fehlentwicklungen psychologisch genau verfolgbar und somit auch verstehbar, folglich also auch psychologisch grundsätzlich wieder auflösbar, also psychotherapeutisch angehbar sind. Zu therapeutischen wie auch schon zu diagnostischen Zwecken muß der zu Rate gezogene Arzt oder Psychologe über ein tiefenpsychologisches Grundlagenwissen verfügen, das ihn befähigt, zunächst Kind und Mutter unter tiefenpsychologischen Gesichtspunkten zu untersuchen, um die jeweils gewichtigen Störungsfaktoren zu erkennen und nach ihrer pathogenen Wertigkeit zu ordnen. Erst dann läßt sich klären, ob und gegebenenfalls mit welchen Mitteln im Einzelfall Abhilfe zu schaffen ist. Keineswegs soll geleugnet werden, daß konstitutionelle Faktoren beim Zustandekommen einer Enuresis eine Rolle spielen können. Doch darf die Gefahr nicht übersehen werden, daß ihre Überbewertung zum Schaden der Kranken zu einem prophylaktischen und therapeutischen Nihilismus führt.

IV. Schlußfolgerungen aus den bisherigen Darlegungen: Strukturschema sämtlicher die Enuresis bewirkenden Faktoren

Im Bilde konzentrischer Kreise, das sich uns zwanglos ergeben hat, wollen wir nun nochmals versuchen, die für die Pathogenese der Enuresis wesentlichen Faktoren zu ordnen. Im Mittelpunkt stände der *konstitutionelle Faktor*. Wir dürfen uns nun allerdings nicht vorstellen, daß die Enuresis, wie es etwa beim Klumpfuß der Fall ist, als fertig ausgebildete krankhafte Erscheinung weitergegeben wird. Vielmehr sind es bestimmte »Radikale« der Persönlichkeit, deren Weitergabe im Erbgang die *Möglichkeit* des Auftretens einer Enuresis begünstigen kann, etwa eine konstitutionell angelegte erhöhte Sensibilität.

Dicht um den Kern eines angenommenen konstitutionellen Faktors würden sich dann die Faktoren gruppieren, die in ihrer Gesamtheit als *orale Disposition* einzustufen wären. Sie ist das Ergebnis der Auswirkungen der ausführlich besprochenen mütterlichen Fehlhaltungen auf das Kind in der Säuglingsphase.

In der Phase der Reinlichkeitserziehung ist das so bereits vorbelastete Kind weiterhin den gleichen Fehlverhaltensweisen der gleichen Mutter und ihren groben pädagogischen Ungeschicklichkeiten ausgeliefert mit allen sich daraus entwickelnden pathogenen Folgeerscheinungen. Das Kleinkind reagiert darauf mit typischen Verhaltensweisen, die es begünstigen, daß sich *spezifische Strukturen* herausbilden bzw. bereits früher erworbene reaktive Haltungen sich verfestigen und fortentwickeln. Damit sind die pathogenen Bedingungen des nächsten konzentrischen Kreises skizziert.

Es folgt nun der Ring mit den als *Auslösungsfaktoren* bezeichneten Ereignissen (etwa Geburt eines Bruders). Den periphersten Kreis bilden dann schließlich ungünstige äußere Umstände von lediglich *begünstigendem* und *fixierendem* Wert für die bereits manifeste Symptomatik, die sie nur in seltenen Fällen auch einmal auszulösen vermögen.

Also: ein möglicherweise durch bestimmte Persönlichkeitsradikale konstitutionell störungsanfälliges Kind wird durch Fehlhaltungen der Mutter bereits während der Säuglingszeit in seiner normalen Entwicklung gehemmt (= »oral« stigmatisiert), erfährt dann in der Phase der Reinlichkeitserziehung als Auswirkung der gleichbleibenden mütterlichen Fehlhaltungen weitere zu einer definitiven Strukturschädigung führende typische reaktive Veränderungen (»latente Bettnässerstruktur«) und erkrankt manifest, wenn ein die Kind-Mutter-Beziehung zusätzlich belastendes Ereignis die Symptomatik auslöst, die dann durch ungünstige Lebensbedingungen sekundär fixiert und chronifiziert werden kann. Das alles ist »die Ursache« der Enuresis!

Schematisch dargestellt:
1. Geburt: Konstitutionelle Prädisposition
2. Säuglingsphase: Orale Stigmatisierung
3. Phase der Reinlichkeitserziehung:
   Erwerb einer »latenten Bettnässerstruktur«
4. Auslösender Anlaß
   (»Versuchungs- und Versagungssituation«):Manifeste Enuresis
5. Fixierung durch sekundären strukturellen Einbau
   (z. B. Krankheitsgewinn)
6. Ungünstige äußere Lebensbedingungen: Chronifizierung

Je näher dem Mittelpunkt eine Faktorengruppe angeordnet wurde, um so größer ist ihre Bedeutung. Nur ausnahmsweise können die in einem peripheren Ring angeordneten pathogenen Bedingungen eine Symptomatik hervorrufen, ohne daß sich vorausgehende Schädigungen durch störende Einwirkungen von Faktoren nachweisen lassen, denen ein Platz in den zentraleren Ringen des pathogenen Gefüges zukommt. Statt *einer* Ursache finden wir also ein kompliziertes System von verschiedenwertigen ineinandergreifenden bedingenden Faktoren, die jeweils in Gruppen zusammenfaßbar sind. Für sich allein reicht keine aus, die Symptomatik zu begründen; eine jede entfaltet ihre Wirkung nur, wenn sie an dem ihr zukommenden Ort im Gesamtsystem eingefügt ist.

Angesichts dieses so kompliziert gebauten ineinandergreifenden Systems verstehen wir rückblickend nun auch, daß seine Entwirrung mühselig sein mußte. Auch ist uns verständlich geworden, daß wir im folgenden der Behandlung gewidmeten Abschnitt auf willkürliche therapeutische Methoden und unberechenbare therapeutische Ergebnisse stoßen werden.

D) Therapie der Enuresis

I. Grundsätzliche Hinweise als Ergebnis der bisherigen Untersuchung

Bei kaum einem anderen Leiden dürfte das Feld so sehr von Polypragmasie beherrscht sein wie bei der Enuresis. Jede beliebige Behandlungsmethode kann auch tatsächlich auf Erfolge verweisen, was auch ohne weiteres verständlich ist, wenn wir die bei einem bestimmten Bettnässer-Strukturtyp besonders ausgeprägte Suggestibilität berücksichtigen. Da es sich überdies meist um Kinder handelt, können wir von vornherein eine besondere Beeinflußbarkeit durch die Maßnahmen Erwachsener voraussetzen, vor allem wenn sie der allmächtige Onkel Doktor angeordnet oder gar selbst durchgeführt hat. Ob es dabei nun um Hochstellen des Bettes am Kopf- oder am Fußende geht, ob das Laken faltenlos geglättet oder unter dem Kreuz zum Knoten geschlungen sein muß, ob abends eine Freimarke auf den Bauch geklebt oder die Blasengegend mit einem Jodanstrich versehen wird, ob das Kind bittere Tropfen oder bunte Pillen bekommt, oder – was besonders beeindruckt – eine Einspritzung, ob man faradisiert oder galvanisiert, ob man hydrotherapeutische oder diätetische Maßnahmen anwendet, ob man Blasenspülungen vornimmt oder katheterisiert, ob man mit Vereisung der Paravertebral-Ganglien oder mit epiduralen Injektionen arbeitet oder gar mit einem operativen Eingriff an der Lendenwirbelsäule - alle diese Maßnahmen können ebenso wie noch unzählige andere Methoden eine zweifellos korrekte Erfolgsstatistik vorweisen.

Aber gerade die Unzahl »erfolgreicher« Heilmethoden beweist, daß man therapeutisch im Dunkeln tappt und daß die spezifische »ätiologische Therapie« noch nicht gefunden wurde, was ja auch angesichts der Komplexität der Entstehungsbedingungen der Enuresis nicht verwunderlich ist. Zugleich hat die Tatsache, daß jedermann mit »seiner« Methode so leicht zum Ziele zu kommen schien, leider bis heute weitgehend verhindert, daß man sich um die Klärung der Krankheitsentstehung mehr bemüht hätte, um zu einer wirklich kausalen Therapie zu gelangen.

Wer Gelegenheit hat, eine größere Zahl von Bettnässern über genügend lange Zeiträume hinweg ärztlich zu beobachten, muß dann allerdings eine Feststellung machen, die die so leicht errungenen therapeutischen Erfolge doch recht problematisch erscheinen läßt. Es zeigt sich nämlich, daß schwere Fälle auf keine Maßnahme ansprechen, während die bei leichteren Fällen mühelos zu erzielende Heilwirkung sehr oft ebenso schnell auch wieder zu verschwinden pflegt.

Gerade die Tatsache, daß jede beliebige Methode eindeutige Erfolge aufzuweisen hat, aber, scheinbar unberechenbar, ein Fall anspricht, ein anderer unbeeinflußt bleibt; daß es in einem Fall, wie immer man vorgehen mag, zu einer Dauerheilung kommt, bei einem anderen aber nur eine vorübergehende Besserung erreicht werden kann, also die Zufälligkeit und die Unverläßlichkeit des therapeutischen Erfolges bei unzureichendem Verständnis der Pathogenese haben uns veranlaßt, den vielfach verschlungenen Wegen der Entstehungsbedingungen der Enuresis nachzugehen und die »ursächlich« bedeutsamen Faktoren nach ihrer pathogenen Wertigkeit zu ordnen. Erst durch die Ordnung des so undurchsichtigen Geschehens wurden die Ansatzpunkte für eine planmäßige Therapie mit gezielt eingesetzten Maßnahmen freigelegt, die optimal auf den Einzelfall abgestimmt sind. Korrekte Indikation ebenso wie sinnvolle Prophylaxe setzen eine umfassende Kenntnis der pathogenetischen Zusammenhänge voraus.

II. Einteilung der Behandlungsmethoden

Bei aller berechtigten generellen Kritik an der Polypragmasie kann nicht bestritten werden, daß jede der mannigfachen Methoden im Einzelfall unter Umständen indiziert ist und begründeterweise eingesetzt wird. Um entscheiden zu können, wo und wann das so ist, müssen wir auch die verschiedenen Arten des therapeutischen Vorgehens systematisch ordnen und im einzelnen kritisch beleuchten. Wir wollen eine schematische Einteilung vornehmen und unterscheiden zwischen

allgemeinen Maßnahmen, zu denen auch *diätetische* Vorschriften zählen

lokal anzuwendenden Maßnahmen

medikamentösen Maßnahmen

chirurgischen Maßnahmen

spezifisch psychotherapeutischen Maßnahmen

1. Allgemeine Maßnahmen

Hier wäre an erster Stelle immer wieder ganz allgemein auf das hinzuweisen, was über die Kind-Mutter-Beziehung bereits wiederholt und ausführlich dargelegt wurde. Es geht darum *alle Störungsfaktoren auszuschalten, die die Kind-Mutter-Beziehung atmosphärisch beeinträchtigen*, selbstverständlich auch alle direkten oder indirekten Störeinwirkungen, die auf den Vater zurückgehen. Das muß die innere Leitlinie einer jeden Enuresis-Therapie sein, woran sich alle therapeutischen Maßnahmen zu orientieren haben.

a) Regelmäßiges Wecken zum Wasserlassen

Von allgemeinen Maßnahmen ist in diesem Zusammenhang zunächst das übliche *regelmäßige nächtliche Wecken* der einnässenden Kinder zu nennen. Zweifellos führt es vielfach zu dem gewünschten Erfolg, ist aber nichts anderes als eine rein symptomatische Notmaßnahme, die an dem eigentlichen Leiden und an den es unterhaltenden Faktoren nicht das geringste ändert. Deshalb sollte man diese Behandlungsmethode grundsätzlich auch nur für begrenzte Zeit anwenden. Bettnässerkinder sind nämlich, was wirkliche Liebeszuwendung, Zärtlichkeit und Geborgenheitserleben angeht, wohl immer zu kurz gekommen. Werden sie nun allnächtlich mehrfach aus tiefem Schlaf herausgerissen, so bedeutet das für sie, daß die kalte, hart fordernde Tageswelt nun auch in ihre abgeschiedene nächtliche Zuflucht einbricht[7]. Auch hält eine Mutter die mehrfache Unterbrechung der eigenen Nachtruhe ungefährdet nur begrenzte Zeit aus. Sie wird bald »nervös« und reizbar und ist nun erst recht außerstande, dem Kind entgegenzubringen, was es am dringendsten zur Gesundung braucht, nämlich Ruhe, Wärme und gleichmäßig liebevolle Zuwendung. So kann es dazu kommen, daß die übermüdete Mutter, die die eigene Nachtruhe opfert, das Kind nun noch mehr in das Bergung und Befriedigung bietende Symptom des Einnässens hineintreibt.

b) Versuche zur Herabsetzung der Schlaftiefe

Als ähnlich fragwürdig 'sind alle Maßnahmen zu bewerten, die auf eine *Herabsetzung der* für Bettnässer charakteristischen *Schlaftiefe*

---

[7] In Kinderkliniken verzichtet man jetzt meist darauf, das bettnässende Kind zu festgesetzten Zeiten zu wecken. Statt dessen wird der Weckmechanismus eines dem Kind nachts angelegten Apparates (Klingelmatratze bzw. Klingelhose) durch die ersten Tropfen des austretenden Harns in Gang gesetzt.

abzielen. Es wurde bereits ausgeführt, daß dieser Tiefschlaf – entgegen einer verbreiteten Auffassung – nicht Ursache des Bettnässens, sondern bereits Symptom ist. Alle dagegen eingesetzten Maßnahmen schließen die Gefahr ein, daß sie im Erleben des Kindes die Härte und Lieblosigkeit der Welt nur unterstreichen. Sie belasten also das Kind, und auch sie wirken allenfalls rein symptomatisch.

Zu den fragwürdigen Maßnahmen gegen den tiefen Schlaf gehört der bekannte *Bettzipfelknoten* im Kreuz oder auch das von robusten Ärzten empfohlene allstündliche Aufwecken, um zu verhindern, daß das bettnässende Kind in tiefen Schlaf versinke. Abgesehen davon, daß dieses Verfahren überhaupt nur in einer Klinik durchführbar ist, kann man eine so planmäßig lieblose Methode nur eindeutig ablehnen, die in jedem Fall – selbst wenn sie das Symptom zum Schwinden bringt – eine schwerwiegende psychische Schädigung nach sich zieht. Wie zweifelhaft der therapeutische Wert des relativ harmlosen Verfahrens mit dem Bettlakenknoten ist, erhellt wohl daraus, daß der ärztliche Leiter eines Kinderheims umgekehrt die Erfahrung gemacht zu haben glaubte, daß das Bettnässen auf den Schlaf des Kindes störende Unebenheiten der Bettunterlage zurückzuführen sei. Seitdem wurde beim Zubettbringen die Bettunterlage so lange sorgfältig glattgestrichen, bis das Kind bestätigte, daß nun alles in Ordnung sei. Bei einem Teil der Kinder führte dieses Vorgehen zu einem verblüffenden Erfolg, und beglückt empfahl der Erfinder sein neues Heilverfahren. In einem anderen Kinderheim versagte es jedoch vollständig.

Dieses Beispiel ist in mehrfacher Hinsicht aufschlußreich. Zunächst bestätigt es die übliche Erfahrung, daß eine Heilmethode, ja sogar ein Medikament in der Hand des Entdeckers ausgezeichnete, objektiv nachweisbare Wirkungen hervorbringt, die sich jedoch bei der Anwendung durch kritische Nachuntersucher nicht wieder einstellen wollen. Es zeigt sich also, in welchem Maße der Arzt, selbst wenn er es nicht weiß, geschweige denn beabsichtigt, sogar wenn er sich ausdrücklich bemüht, es zu vermeiden, stets auch psychisch, und zwar suggestiv auf den Patienten einwirkt, wo er glaubt, »exakt medizinisch« zu »therapieren«. Das angeführte Beispiel ist für uns noch aus einem anderen Grunde lehrreich, nämlich wegen des zwar nicht ausdrücklich beabsichtigten, aber wesentlichen Nebeneffekts. Bei der sorgfältigen Bemühung der Pflegeperson um das Wohlbefinden des einnässenden Kindes erlebt es, was es am dringendsten braucht: Zuwendung, Aufmerksamkeit, Anerkennung, Wärme, kurz eine liebende Umwelt. Da es diese beruhigende spannungslösende Erfahrung unmittelbar vor dem Einschlafen macht, geht sie unmerklich noch in das nächtliche Traumleben mit hinein. So leuchtet es ohne weiteres ein, daß der Heimleiter, der die Verwirklichung seiner therapeutischen Vorstellung mit liebevoller Sorgfalt überwachte und sich selber allabendlich davon überzeugte, daß »alle Laken glattgestrichen«, also alle Kinder in gutem Einvernehmen mit der Welt zur Ruhe gekommen waren, tatsächlich vielfach Erfolge hatte, während ein womöglich von vornherein skeptischer Nachuntersucher trotz korrekt glattgestrichener Laken bei Fehlen einer liebevollen Atmosphäre begreiflicherweise nichts erreichen konnte.

c) Allgemeine Maßnahmen mit suggestiver Wirkung

Rein suggestiv wirkende Maßnahmen wie etwa ein Jodanstrich des Bauches in der Blasengegend oder das Aufkleben einer Briefmarke auf den Bauchnabel oder das Hochstellen des Bettes, sei es nun am Kopfende oder am Fußende, können zweifellos gelegentlich zum Erfolg führen. Allerdings dürfen wir nicht verkennen, daß die eigentliche Heilwirkung auf die das bettnässende Kind auszeichnende besondere Zuwendung zurückgeht, die mit der sorgfältigen Durchführung jeder beliebigen solchen Maßnahme verbunden ist.

d) Flüssigkeitsbeschränkung

Weit verbreitet sind diätetische Maßnahmen, insbesondere das Verbot, ab 3 Uhr nachmittags noch etwas zu trinken. In der Vorstellung, daß es bei voller oder gar überfüllter Blase eher zum Einnässen komme, hatten manche Ärzte die Wassersuppenkost für das Anschwellen der Zahl der Bettnässer in der Nachkriegszeit verantwortlich gemacht. Eine solche kausale Verknüpfung ist sicher nicht richtig, was schon aus der Tatsache hervorgeht, daß auch in der Schweiz und in Schweden die Zahl der Bettnässer erheblich zugenommen hatte. Es kann jedoch nicht bestritten werden, daß diese unzureichende Mangelkost die Symptomatik begünstigte, allerdings nicht so sehr, weil übermäßig viel Wasser aufgenommen wurde, sondern weil das notgedrungen schlecht ernährte Kind hungerte und sich nicht wohlversorgt und geborgen fühlen konnte. Trockenkost ab Mittag und ein Trinkverbot bedeuten für das Kind einen »Entzug«, eine Härte, eine Versagung (dazu noch eine orale!). Und bei Bettnässern spielen, wie dargelegt wurde, gerade die oralen Versagungen eine besondere Rolle.

Die praktische Bedeutung solcher theoretisch anmutender Feststellungen erhellt daraus, daß *Seiff* mehrfach beobachtete, daß (»paradoxerweise«) ein bisher hartnäckiges Einnässen verschwand, als eine Flüssigkeitsbeschränkung aufgehoben wurde. Diese Erfahrung bestätigte sich mir, als ich einem bisher immer einnässenden Kind unmittelbar vor dem Zubettgehen den Wunsch nach einem großen Glas kalten Wassers erfüllte.– In diesem Zusammenhang seien auch noch die von mancher Seite in Verbindung mit der Flüssigkeitsbeschränkung empfohlenen Salzbrotschnitten zum Abendessen genannt, die die Wasser-Retention im kindlichen Organismus während der Nacht fördern sollen, tatsächlich aber das Durstgefühl nur noch quälender machen und die Enttäuschung an der lieblos Leiden bereitenden Welt nur noch steigern.

e) Abendliches warmes Vollbad

Gute Erfolge werden oft mit einem abendlichen warmen Vollbad erzielt. Die therapeutische Wirksamkeit dieser Maßnahme wird verständlich, wenn man sich vergegenwärtigt, daß das Kind die feuchte Wärme des Bettchens nach dem Einnässen zunächst, wie bereits gesagt, als angenehmen Hautreiz empfindet, sich wohlaufgehoben in einer Brutkammer fühlt. Dieser instinktiv gesuchte »zärtliche« Hautreiz spielt zweifellos eine bedeutsame Rolle beim einnässenden Kind. Gelingt es, dieses Bedürfnis nach wohlig-warmem Hautempfinden bereits vorweg im Badewasser zu befriedigen, so wird ihm der nächtliche Verzicht erleichtert.

Überhaupt spielt die Wärme, das Warmgehaltenwerden für Bettnässer eine ganz besondere Rolle. Nicht allein, weil physiologischerweise, wie jeder aus eigener Erfahrung weiß, Kältereize, besonders an den Füßen und am Unterbauch zu vermehrtem Harndrang führen (in diesem Sinne sind mangelhafte Beheizung, unzureichende Kleidung und vor allem auch schadhaftes Schuhwerk zweifellos Faktoren, die die Symptomatik begünstigen), sondern mehr noch weil die Bettnässerkinder besonders empfindlich sind gegen die »Kälte« der Welt, an der sie erkrankten.

f) Strafe und Beschämung

Der Versuch, den Bettnässer durch Strafe und Beschämung zu »kurieren«, der von der falschen Voraussetzung ausgeht, daß es nur an gutem Willen fehle und sich nicht um ein echtes Leiden handele, ist nutzlos und verwerflich. Gewiß kann ein energischer Zuspruch bei einem spielerisch verträumten Kind, das gelegentlich einmal einnäßt, Erfolg haben. Eindeutig abzulehnen ist aber jede Bestrafung durch Prügel, Einsperren, Essensentzug, Schimpfen, Drohen und beschämendes Bloßstellen des Kindes. Solche Maßnahmen sind nur dazu angetan, das Kind die Lieblosigkeit der Welt noch härter empfinden zu lassen, weitere Enttäuschungen zu setzen, die Flucht in die nächtliche Symptomatik zu unterstützen, das Gefühl eigener Unzulänglichkeit und Minderwertigkeit zu verstärken und bockige Auflehnung oder träge Gleichgültigkeit zu fördern, insgesamt also das Gegenteil von einer Heilwirkung zu erzielen.

Besonders niederträchtig erscheint es, wenn die Mutter das Kind zwingt, sich morgens im Nachthemd mit seinem durchnäßten Laken vor der Wohnungstür aufzustellen und sich dem Gespött aller Hausbewohner auszusetzen. Wenn man bedenkt, daß meist die eigene Mutter, wenn auch subjektiv oft schuldlos, das Kind in die Symptomatik treibt, versteht man, wie infam diese diffamierende Methode ist, die nicht wiedergutzumachenden Schaden anrichtet. Auch aus der erörterten Beziehung des Einnässens zur Sucht wird klar, daß von solchen Methoden kein Erfolg zu erwarten sein kann.

g) Lob und Anerkennung

Umgekehrt verhält es sich mit Anerkennung, Lob und Auszeichnung. Denn das Kind verspürt Liebe und Wärme und fühlt sich in seiner Leistung bestätigt. Insofern handelt es sich sogar um eine spezifische Therapie, die ungünstigenfalls nicht zum Erfolg führt, aber niemals schaden kann. In gut geleiteten Kinderheimen und Kinderkliniken hat sich diese einfache Methode, mit der die Hälfte der bettnässenden Kinder wohl schon bald sauber wird, gut bewährt. Ohne viel Aufhebens von seiner Enuresis zu machen, wird dem Neuankömmling erklärt, daß es mit dem Einnässen auch bei ihm wie bereits bei den meisten anderen Kindern wohl bald in Ordnung kommen werde. Man bringt ihm Vertrauen entgegen, und er sieht, daß andere, die es schon geschafft haben, gelobt werden und Anerkennung finden. Wichtig ist, daß sich das Kind in der fremden Umgebung nicht verlassen fühlt, sondern bis zum Einschlafen erlebt, daß jemand da ist, der sich um es kümmert. Unterstützend kann es wirken, wenn das Kind mit einem dicken roten Strich im Kalender selber die Nächte einträgt, in denen es trocken geblieben ist (niemals aber die Versagernächte!), und dafür auch vom Arzt Lob und Anerkennung bekommt.

Es gibt »mütterliche« Schwestern und Pflegerinnen, die ohne viel Aufhebens Bettnässerkinder bis auf wenige Ausnahmefälle in kurzer Zeit symptomfrei haben, während es anderen tüchtigen und bemühten Schwestern nicht gelingen will.

Leider zeigt sich bei einem nicht unerheblichen Prozentsatz der »geheilten« Fälle schon bald nach der Entlassung aus der Klinik ein Rückfall in die Symptomatik. Die Frage, warum das so ist, wird uns noch zu beschäftigen haben. Unbestreitbar ist jedoch, daß auf diese einfache Weise in der Klinik, im Heim und auch zu Hause bei vielen

Kindern dauernde Symptomfreiheit erreicht werden kann. Der Erfolg hängt weniger davon ab, *was* therapeutisch geschieht, als nahezu allein davon, *wie* es geschieht.

h) Entwicklung und Entfaltung von Äußerungsmöglichkeiten

Entscheidend wichtig ist es, daß sich das Kind in seiner Umwelt geborgen fühlt und eine entspannte Atmosphäre es zuläßt, daß sich in ihm lahmliegende Äußerungs- und Entäußerungsbedürfnisse hervorwagen. Bettnässerkinder sind, wie wir hörten, gehemmte Kinder, und zwar auch dann, wenn sie, überkompensierend, eher den Eindruck machen, übermäßig enthemmt und propulsiv zu sein (wie beispielsweise spätere Rekordsportler und Ein-Mann-Torpedobootfahrer). Es gilt, die gehemmten Triebimpulse, die ersatzweise ein Ventil im Bettnässen gefunden haben, im Tagesleben zur Entfaltung zu bringen. Eine »legitime« Ausdrucksmöglichkeit am Tag macht dann die nächtliche Expression (ein wegen seiner Doppelsinnigkeit hier absichtlich verwendeter Ausdruck!) in Form des Einnässens überflüssig.

Es bedarf einer feinen Einfühlung und gegebenenfalls auch tiefenpsychologischer Bemühung, um herauszufinden, auf welchem Gebiet jeweils besondere Hemmungen vorliegen und bestimmte ihnen entsprechende Funktionen unterentwickelt geblieben sind. Schon die Möglichkeit zu planschen, zu malen, zu bauen, zu modellieren, sich in irgendeiner Weise handwerklich zu betätigen, kann eine Wende einleiten. Aber nicht nur die manuellen Fähigkeiten, sondern auch die motorischen Bedürfnisse des Kindes brauchen einen ausreichend weiten Entfaltungsraum.

Notwendige Äußerungs- und Entäußerungsmöglichkeiten können dem Kind auch dadurch erschlossen werden, daß man ihm Aufgaben und Verantwortung überträgt, ihm Vertrauen erweist, zu Ansehen verhilft und Gelegenheit zur »Expression« verschafft.

Mit wachsender Entfaltungsfreude stellt sich zunehmend eine Bindung an die reale Außenwelt her, wodurch die Kinder aus ihrer unseligen Isoliertheit herausfinden und langsam ein gesundes Selbstwertgefühl entwickeln.– Diese Gesichtspunkte hätten übrigens mit gleichem Recht in dem den spezifisch psychotherapeutischen Behandlungsmethoden gewidmeten Kapitel besprochen werden können.

i) Ortswechsel – Heimunterbringung

Der scheinbare Widerspruch, daß die Herausnahme eines Kindes aus seinem bisherigen Milieu in einem Falle, wie die anfangs erwähnten

Beispiele zeigen, zum Auftreten des Bettnässens, im anderen Falle umgekehrt zur Behebung der Enuresis führt, erklärt sich, wenn man berücksichtigt, daß es darauf ankommt, ob das Kind mit dem Milieuwechsel einen guten oder einen schlechten Tausch macht, das heißt, wie seine jeweilige Umwelt vom Kinde erlebt wird. Ein aus einem verzärtelnden Elternhaus in die Fremde geschicktes Kind kann dort zum Einnässer werden, während ein in der kalten Atmosphäre des Elternhauses »frierendes« Kind in einer warmen, bergenden neuen Umgebung sogar ein hartnäckiges Bettnässen aufgeben kann. Auch dadurch, daß mit der Herausnahme aus der Familie ein bisher nicht erkannter Störfaktor, der beim Zustandekommen und Fortbestehen der Enuresis eine Rolle spielt, nun ausgeschaltet ist (z. B. Trennung von Geschwistern, denen gegenüber sich das Kind von der Mutter benachteiligt fühlt), kann in der neuen Umgebung ein »Heilerfolg« eintreten, besonders dann, wenn das Kind jetzt ein bisher ungewohntes Maß von Aufmerksamkeit und Zuwendung findet.

Es ist notwendig, einmal ausdrücklich festzustellen, daß die in Kinderheim und Krankenhaus erfahrungsgemäß häufig prompt eintretenden Heilerfolge in erster Linie »atmosphärisch« bedingt sind, also nicht auf den verabfolgten Medikamenten oder sonst angewandten Heilmethoden beruhen. Wären diese Zusammenhänge besser bekannt, so würden manche Arzneien oder Heilverfahren nicht in so unkritischer Form von Krankenhausärzten angepriesen worden sein. Schon die Tatsache, daß selbst bei Fortsetzung der »erfolgreichen« Therapie ein großer Teil der Kinder nach Rückkehr in die alte Umgebung über kurz oder lang, oftmals bereits in der ersten Nacht rückfällig wird, weist darauf hin, daß in Wirklichkeit der »atmosphärische Faktor« die entscheidende Rolle spielt. Von dem Rückfall erfährt aber der Krankenhausarzt meist nichts, weil man ihn, von ihm bzw. von seiner Methode enttäuscht, in der Regel nicht wieder aufsucht.

Es zeigt sich also, daß ein vorübergehender Ortswechsel sich im Einzelfall sehr wohl günstig auswirken kann, einen Dauererfolg meist aber nur dann bringen wird, wenn die Zeit der Abwesenheit des Kindes genutzt wird, um die die Symptomatik bedingenden und unterhaltenden Störfaktoren zu erkennen und möglichst auch abzustellen, so daß das Kind in eine inzwischen gewandelte »neue« alte Umwelt heimkehrt. Bei solchen Voraussetzungen hätte man sogar auf die vorübergehende Herausnahme des Kindes aus dem häuslichen Milieu verzichten können, da die Ausschaltung der schädigenden Einwirkungen, wenn auch wohl weniger prompt, für sich allein wahrscheinlich auch zum Ziele geführt haben würde.– Nicht zu umgehen ist die Herausnahme des Kindes aus seiner bisherigen Umwelt, wenn ungünstige familiäre Verhältnisse unkorrigierbar sind.

Es versteht sich, daß man zum Schaden des Kindes Zeit und Geld nutzlos vertut, wenn man es zu irgendwelchen Pflegeeltern gibt oder in irgendein Heim einweist. Bei hartnäckigen Fällen ist die Unterbringung in einem Spezialheim angezeigt, wo erfahrene, gut vorbereitete Betreuer zur Verfügung stehen. Wenn es auch hier nicht gelingt, doch noch Abhilfe zu schaffen, kann zumindest sachgerecht und verantwortlich beurteilt werden, welche sonstigen Behandlungsmöglichkeiten noch in Betracht gezogen werden könnten.

j) Elektrotherapie

Als letzte der allgemeinen Maßnahmen, die schon zu den lokal angewandten überleiten, sei die besonders beliebte Elektrotherapie genannt, gleich ob in Form von Galvanisation oder Faradisation verabfolgt oder als Diathermie, Kurzwelle, Solluxlampe, Rotlicht, Blaulicht oder Vibrationsmassage verordnet. Diesen elektrotherapeutischen Versuchen liegt vielfach noch die Vorstellung zugrunde, daß eine »Nervenschwäche« die Enuresis verursache. Daß Erfolge erzielt werden, wird keineswegs bestritten. Mehr als fraglich erscheint allerdings, ob es sich um einen spezifisch elektrotherapeutischen Effekt handelt.

Zweifellos gehört das Elektrisieren zu den für das Kind besonders beeindruckenden Methoden, und zwar nicht allein wegen der interessanten Apparatur und der Faszination durch das geheimnisvolle Wesen und Wirken der Elektrizität, sondern auch und nicht zuletzt wegen der bis dahin wohl meist unbekannten, eigenartigen, halb gefürchteten, halb gesuchten einmalig besonderen Empfindungen, die das Elektrisieren auslöst.

Wenn von Ärzten empfohlen wurde, die Elektrotherapie durch Anwendung stärkerer Spannungen absichtlich zu einem schmerzhaften Verfahren auszubauen und die Schmerzhaftigkeit (im Sinne der berüchtigten *Kaufmann*schen Elektrotherapie bei den Kriegsneurotikern im ersten Weltkrieg) täglich solange zu steigern, bis das Kind aufhört einzunässen, so ist das eine unverantwortliche Barbarei. Ein solcher schmerzhafter, angsterregender Dressurakt schädigt ein Kind in schwerwiegender Weise, auch wenn das Symptom verschwindet. Mit schwachen, nicht schmerzhaft empfundenen Strömen lassen sich weit bessere Erfolge erzielen. Denn die eigentliche Heilwirkung beruht auf der freundlichen besonderen Zuwendung, die das Kind erfährt.

2. Lokal angewandte Verfahren

Eine Behandlung in Form von *Blasenspülungen* mit indifferenten oder adstringierend-ätzenden Mitteln basiert auf der Fehlvorstellung, daß es sich bei der Enuresis um eine Erkrankung der Blase handele. Die zweifellos dennoch mit dieser Methode erzielten Erfolge sind weder auf die Spülung noch auf das dabei verwandte Medikament zurückzuführen, sondern grundsätzlich in dem gleichen Sinne zu verstehen wie die besprochenen Erfolge der Elektrotherapie. Einfacher Katheterismus ohne Blasenspülung hat den gleichen Effekt. Da derartige Eingriffe in ihrer psychischen Auswirkung auf das Kind als keineswegs indifferent anzusehen sind, müssen wir schon aus diesem Grunde alle Versuche, auf solchem Wege zur Symptom-Beseitigung zu gelangen, ablehnen. Erst recht gilt das für epidurale Injektionen.

3. Medikamentöse Therapie

Die medikamentöse Therapie, gleich ob allopathisch, homöopathisch, biochemisch oder sonstwie orientiert, stellt insofern ein besonderes Kapitel dar, als es kaum ein Arzneimittel zu geben scheint, das nicht auch schon bei der Behandlung der Enuresis Anwendung gefunden hätte: seien es nun allgemein roborierende und tonisierende, »nervenstärkende«, »auf den Darm ableitende«, »umstimmende«, auf den Wasserhaushalt einwirkende, hormonal angreifende, psychisch stimulierende, schlafhemmende Pharmaka, die bei der Behandlung des Bettnässerleidens eine Heilwirkung entfalten sollen.– Die Vorstellung, daß es darauf ankomme, den Weckreiz der gefüllten Blase zu erhöhen, hat beispielsweise dazu geführt, Strychnin zu verabfolgen. Auch das doch schon für den Erwachsenen keineswegs harmlose Pervitin wurde auf Grund angeblich guter Erfahrungen empfohlen.

Die jeweiligen therapeutischen Moden spiegeln sich auch in der Therapie der Enuresis wider. Die Ära der Hormon-Behandlung wurde abgelöst durch das Zeitalter der Vitamine, wobei besonders Vitamin-B-Präparate (»Nerven«) hoch im Kurse standen. Jetzt probiert man es mit Psychopharmaka. Jede Medikation beruht auf einer bestimmten Vorstellung über die vermeintlich die Enuresis bewirkende Noxe.

Weil dem Menschen der Glaube an die Wirksamkeit ärztlich verordneter Heilmittel unauslöschlich innewohnt, hat jedes Mittel nachweislich auch Erfolge zu verbuchen. Solange die verabfolgten Medikamente vollkommen harmlos-indifferent sind, also in keinem

Fall Schaden anrichten können, mag gegen sie nichts einzuwenden sein, wenn sie suggestiv geschickt in die entscheidenden und wirklich notwendigen Maßnahmen eingebaut werden, die immer nur in der Aufdeckung und Behebung der geschilderten pathogenen Bedingungen bestehen.

So sehr das Kind faktisch auch unter ihnen leidet, erfaßt es sie erfahrungsgemäß doch nicht in ihrer Bedeutung als krankmachende Gegebenheiten. Deshalb wird auch die sich allmählich vollziehende günstige Veränderung der Umwelt und die Beseitigung schädigender Faktoren als therapeutische Maßnahme doch wenig beeindruckend für das Kind sein. Seine auf die »stille« Abänderung folgende innere Entlastung und damit zugleich die Besserung oder das Verschwinden des Bettnässens wird es eher auf eine für das kindliche Denken überzeugende Ursache zurückführen und als Wirkung einer heilkräftigen Arznei ansehen. Die Voraussetzungen für einen unterstützenden (suggestiven) Heilerfolg sind in solcher Situation natürlich besonders günstig. Übrigens verhält sich der Erwachsene in dieser Hinsicht kaum anders.

Starke Bedenken sind gegen eine *Hormon-Therapie* anzumelden. Es ist keineswegs harmlos, einem Kind aus der Fehlvorstellung, daß es sich bei der Enuresis um eine hormonale Störung handele, *Geschlechtshormone* in Verbindung mit Hypophysenvorderlappen-Präparaten zu verabfolgen und damit eine vorzeitige und überstürzte Pubertätsentwicklung in Gang zu bringen. Dabei werden nicht nur gleichgeschlechtliche, sondern auch gegengeschlechtliche Hormon-Präparate als heilwirksam rühmend empfohlen.

Abzulehnen ist es auch, einem bettnässenden Kind abends *Epiphysen-Präparate* zu verabfolgen in der Absicht, an Stelle einer nächtlichen Harnflut eine Flüssigkeitsretention zu bewirken. Enuresis und Nykturie sind grundsätzlich verschiedene Phänomene, selbst wenn sie sich im seltenen Einzelfall einmal überschneiden sollten. – Ebenso müssen wir dem Arzt die Verordnung von *Hypophysen-Vorderlappen- oder -Hinterlappen-Präparaten* widerraten. Zu warnen ist auch vor der Anwendung von *Schilddrüsen-Präparaten*, die bei gleichzeitiger Flüssigkeitsbeschränkung ab Mittag zu einer Flüssigkeitsausschwemmung des Körpers bis zum Abend führen sollen. Ganz abgesehen davon, daß solche nicht indizierten Eingriffe in den Hormon-Haushalt ein gar nicht abschätzbares Risiko einschließen, müssen sie in der Enuresis-Therapie als ein Versuch gewertet werden, mit Kanonen nach Spatzen zu schießen.

Immer wieder müssen wir darauf hinweisen, daß mit allen diesen Heilmitteln aus den angeführten Gründen beim Bettnässen Erfolge zu erzielen sind, zumal, wenn sie in der sogar noch für den Erwachsenen und erst recht für das Kind eindrucksvollen Form von *Einspritzungen* verabreicht werden, daß aber diese (oft nicht andauernden) Erfolge keineswegs ein schlüssiger Beweis für die Spezifität der Therapie sind, wie es leider sehr viele Autoren als selbstverständlich annehmen.

4. Chirurgische Maßnahmen[8]

Sie sind erst jüngeren Datums und basieren zumeist auf der Annahme, daß konstitutionell bedingte Störungen und kongenitale Defekte (wie etwa die Spina bifida occulta) entscheidende Voraussetzungen für das Auftreten einer Enuresis seien. So wurde eine *Vereisung der Paravertebral-Ganglien* empfohlen oder die noch weit radikalere Methode eines *operativen Eingriffs an der Wirbelsäule*, wobei die Vorstellung zugrunde liegt, daß bei Vorliegen einer Spina bifida die Anpassung des Rückenmarks an das altersgemäße Längenwachstum der Wirbelsäule durch eine lipomatöse Fixierung im Spaltkanal der Wirbelsäule verhindert werde. Diese Fixierung, auf der die Enuresis beruhe, gelte es operativ zu beseitigen. Als Stütze für diese von ihm vertretene Hypothese führt *Gohrbandt* die Zahl von 60 % Spina-bifida-Fällen bei der allerdings sehr kleinen Zahl von 17 operierten Enuresis-Fällen an. Andere Autoren sollen sogar einen noch höheren Prozentsatz ermittelt haben.

Demgegenüber sind im Interesse einer wissenschaftlichen Klärung folgende Feststellungen notwendig:

(1) Zur Statistik der Spina bifida

Die Beteiligung von Spina-bifida-Fällen bei den Bettnässern, die in den ersten Jahren der Nachkriegszeit im Zentralinstitut für psychogene Erkrankungen in Berlin vorgestellt wurden, war ganz entscheidend niedriger. Präzise Zahlenangaben zu machen ist nicht möglich, weil bei unserem großen Material von mehreren hundert Fällen aus zeitbedingten Gründen die von uns dringend gewünschten Röntgenaufnahmen nicht durchgeführt werden konnten. Grob geschätzt würden wir höchstens 15 %, eher aber weniger annehmen. Wie erklärt sich eine solche Abweichung? Zweifellos zum großen Teil durch die Tatsache, daß die einer chirurgischen Klinik zugeführten Fälle bereits eine Auswahl darstellen. Auch bei unseren Fällen, die eine psy-

---

[8] Die chirurgische Therapie wird im Vergleich zu anderen Therapieformen unverhältnismäßig breit behandelt, weil sie als Vortragsthema auf dem Berliner Pädiater-Kongreß 1947 im Mittelpunkt der Diskussion über Enuresis stand.

chotherapeutische Poliklinik aufsuchen, handelt es sich um eine Auslese der schwereren Fälle, da die leichteren bereits draußen abgefangen und mit welcher Methode auch immer von ihrer Symptomatik befreit werden konnten. Unseres Wissens ist bisher noch nicht festgestellt worden, in welchem Prozentsatz eine Spina bifida occulta bei der Gesamtbevölkerung vorliegt[9]. Ebensowenig wurde ermittelt, wie häufig der Befund einer Spina bifida occulta erhoben wird, ohne daß zugleich auch eine Enuresis bestünde. Zur Klärung dieser Fragen sind systematische Röntgenuntersuchungen erforderlich.

(2) Die Spina bifida als pathogener Faktor
   im Verhältnis zu den von uns herausgearbeiteten
   eigentlichen pathogenen Faktoren

Da wir bei Röntgenuntersuchungen von Bettnässern immer wieder auf Fälle stießen, bei denen der Befund in bezug auf eine Spina bifida völlig negativ war, umgekehrt aber bei gelegentlichem positivem Befund die gleichen von uns als pathogenetisch erkannten Faktoren antrafen und auch ihre pathogene Wirksamkeit nachweisen konnten, sind wir einstweilen genötigt, die Spina bifida als einen möglicherweise begünstigenden gelegentlichen Nebenbefund, aber keineswegs als Ursache der Enuresis anzusehen. Wenn der Chirurg zum Beweis der Richtigkeit chirurgischer Therapie auf postoperative Erfolge verweist, so werden diese von uns keineswegs bestritten.

Im Interesse einer kritischen Überprüfung der Operationsergebnisse ist jedoch eine langfristige katamnestische Erfassung aller operierten Fälle erforderlich. Wie bei den bereits besprochenen Erfolgen bei anderen Heilverfahren können auch bei operativem Vorgehen die erwähnten Nebenumstände an der Symptom-Beseitigung beteiligt sein, wenn sie nicht sogar den Ausschlag geben. Denken wir beispielsweise an die Herausnahme aus dem pathogenen Milieu, den ungeheuren (wenn auch vom Chirurgen sicher nicht beabsichtigten) Suggestiveffekt eines so radikalen Eingriffs, die dem Kind nie zuvor zuteil gewordene Aufmerksamkeit, Pflege und Zuwendung von Ärzten und Schwestern, die Aufwertung seiner Person und die Entlastung von Schuldgefühl, die es erfährt, wenn es im Mittelpunkt so großer Bemühungen steht, usw. Verfasser kennt zwei kindliche Bettnässer ohne Spina bifida occulta, die, als sie wegen einer Hasenscharte bzw.

---

[9] Inzwischen wurde ich darauf aufmerksam gemacht, daß sich nach *Bensch* (Röntgenlehrbuch) unabhängig von etwaiger Symptomatik bei rund 15 % aller Menschen Zeichen einer Spina bifida mehr oder minder deutlich röntgenologisch nachweisen lassen. Demnach wäre die von uns aus ganz anderen Beobachtungen und Überlegungen heraus angezweifelte Rolle der Spina bifida für die Ätiologie der Enuresis auch röntgenologisch widerlegt.

wegen einer Blinddarmentzündung operiert wurden, mit der Operation zugleich, und zwar für immer, die Enuresis überwanden, während ein anderes Kind, das bei einer Gelegenheitsoperation überraschenderweise ebenfalls trocken geworden war, sofort nach Rückkehr zu Hause wieder einnäßte.

Aus diesen Ausführungen folgern wir, daß wir bis zur Klärung noch durchaus offener Fragen der Spina bifida keineswegs eine zentrale Bedeutung in der Pathogenese der Enuresis beimessen können. Wir neigen vielmehr dazu, die wenigen Fälle, bei denen das Bettnässen tatsächlich mit einer Spina bifida zusammenhängen sollte, aus der Krankheitsgruppe der eigentlichen Enuresis auszuklammern, wie wir es auch mit den anderen seltenen Fällen organisch bedingten Einnässens (Mißbildungen, neoplastische und entzündliche Prozesse an den Harnwegen usw.) von vornherein und ausdrücklich getan haben.

Dieser insgesamt kleine Prozentsatz organisch bedingter Fälle von Einnässen hat grundsätzlich nichts mit der eigentlichen Enuresis zu tun. Es ist unbedingt notwendig, die beiden Gruppen scharf gegeneinander abzugrenzen. Ihre Vermengung hat bedauerlicherweise bis in die Gegenwart hinein verhindert, daß die spezifisch pathogenen Faktoren herausgearbeitet wurden.

Wenn nämlich der Arzt bei Enuretikern auf Fälle stieß, bei denen degenerative, entzündliche, neoplastische Erscheinungen oder sonstige organische Veränderungen nachgewiesen werden konnten, so war die Annahme für ihn naheliegend, daß derartige körperliche Krankheitsprozesse selbstverständlich auch bei allen übrigen Bettnässern die Symptomatik bewirken. Zumal selbst bei völlig negativem Befund auch bei sorgfältiger Untersuchung immer noch das unfaßbare X einer (organisch gedachten) Blasenmuskelschwäche oder einer »Blasennervenschwäche« unterstellt werden kann.

(3) Zur chirurgischen Indikation

Gohrbandt hat zwei Voraussetzungen für die chirurgische Indikation bei chronisch einnässenden Patienten angegeben
a) Makroskopisch oder röntgenologisch eindeutig pathologischer Befund an der Wirbelsäule
b) Ergebnislosigkeit einer über genügend lange Zeit durchgeführten konservativen Behandlung.

Mit einer so klar erscheinenden und kritischen Abgrenzung der Indikationsstellung würden wir uns gern einverstanden erklären, wenn sich nicht bei genauer Betrachtung zeigte, daß Punkt b) eine Eindeutigkeit vortäuscht, die – ohne Schuld des Chirurgen – in Wirklichkeit keineswegs vorhanden ist. Was läßt sich denn tatsächlich daraus folgern, wenn Fall A jahrelang erfolglos mit Vitamin- oder Hormon-Injektionen behandelt wurde, Fall B ebenso wirkungslos mit Elektrisieren, Fall C mit gleichfalls negativem Ergebnis mit Hypnose und bei Fall D auch die Kombination aller dieser Methoden versagte? Ist damit bewiesen, daß diese Fälle grundsätzlich mit konservativen Methoden nicht geheilt werden können? Es ist doch nur deutlich geworden, daß durch die jeweilige Behandlungsmethode die im Einzelfall wirklich pathogenen Faktoren nicht erfaßt und ausgeschaltet wurden; nichts mehr. Statt trotz offensichtlicher Erfolgslosigkeit eine »eingleisige« vermeintliche Therapie über Jahre fortzusetzen oder ins Blaue hinein mit therapeutischen Versuchen zu experimentieren, wäre es sinnvoll, erst einmal gemäß dem von uns entwickelten Schema konzentrisch angeordneter Kreise pathogener Faktoren eine systematische diagnostische Klärung jedes einzelnen Falles vorzunehmen und einen spezifisch darauf abgestellten Therapie-Plan zu entwickeln. Erst wenn die daraufhin eingeleiteten Maßnahmen – gegebenenfalls unter Einschluß der »großen« analytischen Therapie, nötigenfalls auch Milieuwechsel – erfolglos bleiben, muß tatsächlich ein Versagen der konservativen Therapie festgestellt werden.

Es wird nicht bestritten, daß auch das vorkommt. Das entbindet den Arzt jedoch nicht von der Verpflichtung, in allen Fällen, bei denen die konservative Behandlung scheinbar versagt, erst einmal, wie von uns ausgeführt, systematisch diagnostisch und therapeutisch vorzugehen. Nur wenn das geschehen ist, kann *Gohrbandts* eigene zweite Voraussetzung für die chirurgische Indikation als wirklich erfüllt gelten. Wird die Indikation in dieser Weise gestellt, dann können auch wir sie uns zu eigen machen – vorausgesetzt allerdings, daß die Operation tatsächlich zu über Jahre kontrollierten Dauererfolgen führt[10].

5. Psychotherapeutische Heilmethoden als spezifische Therapie

Die an den von der Psychoanalyse erschlossenen Erkenntnissen orientierte heutige Psychotherapie ist längst nicht mehr ein sich vorwiegend auf gutes Zureden beschränkendes, klinische Befunde in betonter Einseitigkeit vernachlässigendes Behandlungsverfahren. Die Psychoanalyse hat den engen Rahmen der rein medizinischen Disziplinen gesprengt. Sie hat erkannt, daß selbst bei banalen Erkrankun-

---

[10] Verfasser ist in der zurückhaltenden Beurteilung der chirurgischen Therapie inzwischen noch durch die Beobachtung bestärkt worden, daß Enuretiker nach einer Spina-bifida-Operation weiter bzw. nach kurzem Intervall wieder einnäßten.

gen ursächliche und unterbauende Faktoren beteiligt sind, deren therapeutische Berücksichtigung tief in allgemein menschliche Problematik hineinführt. Solange man sie außer acht läßt, werden auch die Erfolge einer unzureichenden Psychotherapie unbefriedigend sein, jedenfalls was ihre Dauerhaftigkeit angeht.

Das soll nun nicht heißen, daß die moderne Psychotherapie auf ihrem eigentlichen Arbeitsfeld somatischen Korrelaten keine Beachtung schenkte und bei der Diagnosestellung, der Erforschung der Pathogenese und der therapeutischen Planung die klinisch-somatische Basis der krankhaften Phänomene verkennen würde. Namhafte Vertreter der verschiedenen medizinischen Disziplinen erkennen andererseits immer klarer die Bedeutung des psychischen Faktors in der Pathogenese und für die Therapie »körperlicher« Erkrankungen. Damit ist der Weg für eine sinnvolle Zusammenarbeit frei geworden.

Die Einbeziehung bisher außerhalb der medizinischen Betrachtungsweise liegender existentiell wesentlicher Verknüpfungen bei der Erhellung der Pathogenese und der Erarbeitung eines therapeutischen Konzepts, worum wir uns in dieser Schrift, am Beispiel der Enuresis veranschaulicht, bemühen, schließt keineswegs das gleichzeitige Bemühen aus, im Einzelfall die konkreten pathogenen Faktoren aufzuspüren, das Strukturbild des Kranken differenziert zu erfassen und die therapeutische Indikation auf präzise Kriterien zu stützen. Im Gegenteil! Erst in diesem Rahmen kann die große Bereicherung, die wir der psychoanalytischen Betrachtungsweise verdanken, wirklich praktisch ausgeschöpft und fruchtbar gemacht werden. Denn planloses Herumprobieren mit problematischen Methoden auf einem mystisch-obskuren Feld ist keine Psychotherapie, die sich unbeschadet ihrer Eigengesetzlichkeit inzwischen zu einer echten Wissenschaft entwickelt hat und wie andere Wissenschaftsdisziplinen lehr- und lernbar ist.

Die sogenannte »kleine Psychotherapie«

Die psychotherapeutisch entscheidend wichtigen Leitlinien sind in der vorliegenden Arbeit an mehreren Stellen deutlich herausgestellt worden, so daß es hier genügen mag, nochmals auf das bereits breit Ausgeführte zu verweisen. Vorrangig geht es um die Herstellung einer guten Kind-Umwelt-, insbesondere Kind-Mutter-Beziehung; ferner ist es notwendig, den gehemmten Triebregungen und Befähigungen des Kindes sinnvolle Äußerungs- und Entfaltungsmöglichkeiten in tätigem Leben zu schaffen. So kann es auch seine Isolierung überwinden, und der Symptomatik, die die bisher fehlgeleiteten Kräfte auffing, wird das Wasser abgegraben. Das sind die Grundlagen jeder

Form von Kinder-Psychotherapie. Wir wollen uns nun speziellen psychotherapeutischen Methoden zuwenden.

Wir haben bereits darauf hingewiesen, daß bei sämtlichen schon besprochenen Heilverfahren – ob es nun um allgemeine Maßnahmen ging oder um lokale Anwendungen, ob man chirurgisch oder medikamentös behandelte – stets der suggestive Faktor eine bedeutende Rolle spielte, und zwar selbst dann, wenn eine suggestive Einwirkung nicht beabsichtigt war. Bettnässer pflegen besonders leicht beeinflußbar zu sein. Deshalb schlägt auch eine *Suggestivtherapie*, gleich ob sie für sich allein angewandt oder noch unterstützt wird, durch suggestiv geschickt eingebaute sonstige Maßnahmen, im allgemeinen (zumindest vorübergehend) gut an, einerlei ob man es mit larvierter Wachsuggestion versucht oder mit der für das Kind sehr viel eindrucksvolleren *Hypnose*.

Kein Zweifel, daß ein großer Teil der Fälle auf diese Weise ohne jede weitere Maßnahme zu heilen ist, zumal sich die Erfahrung des Kindes, den Bann seines bisher als unbeeinflußbar erlebten Leidens gebrochen zu sehen, auch wiederum günstig auswirkt im Sinne einer Festigung des Erfolges. Besonders dann, wenn der Erfolg durch eine geschickt durchgeführte *Übungstherapie* unterbaut wird. Hier kann Hypnose therapeutisch fruchtbar eingesetzt werden; beispielsweise in der Weise, daß man die anfänglich häufig gesetzten Selbstzwecktermine zum Wasserlassen durch Verlängerung der Intervalle allmählich reduziert und sie schließlich ganz fortfallen läßt. Da das Kind so lernt, zunehmende Harnmengen zu halten, ist dieses Vorgehen zugleich als eine fortschreitende Übungstherapie anzusehen.

Unzweifelhaft ist aber auch, daß es nicht wenige Enuretiker gibt, denen mit suggestiven und übenden Maßnahmen nicht beizukommen ist, oder die nach vorübergehendem Erfolg bald wieder rückfällig werden. Mit dieser für alle Beteiligten – Kind, Mutter und Arzt – schmerzlich enttäuschenden Erfahrung ist leider fast stets auch die Zauberwirkung der Heilmethode dahin. Denn wenn es auch gelingt, durch erneute Hypnose nochmals einen Erfolg zu erzielen, dann doch meist nur für noch kürzere Dauer, bis Suggestivverfahren endgültig ausgespielt haben.

In allen schwereren Fällen hilft nur eine an der »großen« Psychoanalyse orientierte Behandlung weiter, was nicht heißt, daß nun mit jedem hartnäckig einnässenden Kind eine reguläre Analyse durchzuführen wäre. Zunächst muß eine eingehende tiefenpsychologische Untersuchung des Kindes und eine Exploration seiner Eltern die die Symptomatik tragenden Bedingungszusammenhänge aufdecken, die wir in ihrer mannigfaltigen Verflochtenheit sichtbar zu machen versuchten. Dann erst läßt sich entscheiden, welche therapeutischen

Maßnahmen jeweils indiziert erscheinen. Auch wenn es gelingt, die gestörten häuslichen Verhältnisse zu sanieren und mit dem Fortfall der grundlegenden, die Symptomatik bedingenden Faktoren die Voraussetzungen für eine Dauerheilung zu schaffen, kann es zweckmäßig sein, zusätzlich auch noch auf suggestiv wirkende Maßnahmen zurückzugreifen, um die in langer Zeit eingefahrenen »gebahnten« Gewohnheiten zu überwinden, die selbst noch nach Fortfall der eigentlichen tragenden Bedingungen automatisiert ablaufen können.

Wenn wir versuchen, uns einen zahlenmäßigen Überblick über die Erfolgsaussichten zu verschaffen, würden wir grob schätzen, daß 60 % mit indifferenten Mitteln und suggestiven Maßnahmen mit befriedigendem therapeutischem Erfolg anzugehen sind. Auf gut 20 % veranschlagen wir die Gruppe der Enuretiker, bei denen die Symptomatik nach sorgsamer Ermittlung der schädigenden Faktoren durch eine noch relativ einfache Veränderung der äußeren Lebensverhältnisse zu überwinden ist. Es bleiben also immer noch 15–20 % schwere Fälle übrig.

Bei diesen Enuretikern führen eine gewisse Umgestaltung der häuslichen Umwelt und eine sorgfältige Beratung der Eltern, damit für den Kundigen leicht erkennbare unzweckmäßige Erziehungsmaßnahmen abgestellt und auch sonstige unverkennbare störende Einwirkungen behoben werden, nicht mehr zum Ziel. Es handelt sich vor allem um Fälle, in denen das Kind in unkorrigierbar ungünstigen Verhältnissen lebt oder eine neurotische Mutter, ohne es selber zu wissen, das Kind in schwerwiegender Weise in der Verwirklichung seiner natürlichen Ansprüche und Bedürfnisse beeinträchtigt.

Unter diesen Umständen mag eine Analyse der Mutter und auch eine analytisch orientierte Behandlung des Kindes erforderlich sein. Im Rahmen dieser Schrift kann die technische Durchführung einer solchen Therapie nicht näher erläutert werden. In subtiler und langwieriger analytischer Kleinarbeit müssen bei der Mutter besonders auch die ihr unbewußten Fehlhaltungen dem Kinde gegenüber aufgedeckt werden, und sofern sich beim Kinde bereits entsprechende reaktive Fehlhaltungen fixiert haben, ist deren Aufarbeitung mit Hilfe einer dem kindlichen Seelenleben angepaßten analytischen Arbeitsweise gerade auch im Sinne einer prophylaktischen Psychohygiene erforderlich. Aufschluß gibt bei den kleinen Patienten das Spiel, insbesondere ein in Übereinstimmung mit dem kindlichen Spiel entwickeltes Testverfahren (»Scenotest«).

In ihrer analytisch orientierten Form bieten auch gruppentherapeutische Verfahren vielfach diagnostische und therapeutische Möglichkeiten, die denen einer Einzelbehandlung nicht nachstehen, in mancher Hinsicht sogar überlegen sein können.

Auf diese Weise ist der größere Teil der Restgruppe schwerer Fälle ebenfalls, wenn auch vielfach erst nach längerer Behandlungsdauer, mit Erfolg angehbar. – Zuweilen kann es sich als unerläßlich erweisen, das Kind vorübergehend aus dem häuslichen Milieu herauszunehmen. Auch kann es vorkommen, daß nur die endgültige anderweitige Unterbringung des Kindes einen Erfolg verspricht, weil die häuslichen Verhältnisse jede Behandlung hoffnungslos unwirksam machen.

Allerdings müssen wir zugeben, daß auch die Psychotherapie, selbst in Form der großen Analyse kein Allheilmittel ist. Unsere Auffassung, daß grundsätzlich eine Psychogenese der Enuresis vorauszusetzen ist, schließt nicht auch die Folgerung ein, daß eine Psychotherapie in jedem Falle zum Erfolge führen müsse. Nicht nur die Chemie kennt irreversible Reaktionen. Bei systematischem Vorgehen in der geschilderten Weise dürfte aber die Zahl der dann noch refraktär bleibenden Fälle nur einen minimalen Prozentsatz ausmachen. In allen Sparten der Medizin gibt es auch bei Anwendung spezifischer Heilverfahren immer Versager.

E) Nachwort

Enuresis-Behandlung als Modell einer Allgemeinen Neurosen-Prophylaxe

Wenn wir die Enuresis letztlich als Ausdruck einer tiefgreifenden Störung der Kind-Mutter-Beziehung aufgefaßt haben, so können wir das Alarmsignal des Einnässens auch unter positivem Aspekt werten. Denn durch die Symptomatik kündigt sich eine verhängnisvolle Fehlentwicklung beizeiten an, so daß sie mit sachkundiger, sinnvoll eingeschalteter Hilfe noch abzufangen und aufzuheben ist, und damit dann grundsätzlich auch noch der Weg zur völligen Gesundung offensteht.

Ohne ein solches Alarmsignal würde die Fehlentwicklung, die im Verborgenen unerkannt fortläuft, allmählich zum Erstarren der vom Kind reaktiv eingenommenen Fehlhaltungen führen, und immer schwerer, schließlich sogar überhaupt nicht mehr korrigierbar sein.

Solche Fehlhaltungen bilden aber den strukturellen Kern von Neurosen und anderen Erscheinungsformen von Fehlentwicklungen im Erwachsenenalter (Psychosen, Verwahrlosung, Kriminalität, Perversionen, Pseudodebilität) sowie auch von Erkrankungen, die sich in körperlicher Symptomatik äußern, mit all ihren nachteiligen und bedrückenden Begleitumständen und Auswirkungen, vor allem für den Betroffenen selbst, darüber hinaus aber auch für seine nähere und weitere Umgebung. Wenn man diese größeren Zusammenhänge erkennt, wird man diese Arbeit als einen *Beitrag zur allgemeinen Neurosen-Prophylaxe* verstehen.

Weitere Bücher aus dem Ernst Reinhardt Verlag

H. J. Martikke: Die Rehabilitation der Verhaltensgestörten
142 Seiten. Pbck. ca. DM 18,80. 1978

In diesem Leitfaden für Praktiker werden die Verhaltensstörungen in den vier Bereichen der Persönlichkeit abgehandelt: im Körperbereich, im Aktivitäts- und Leistungsbereich, im Bereich der Grundstimmung und des Ich-Gefühls, sowie im sozialen Bereich. Aus dieser Sicht werden Informationen und Kenntnisse über Erscheinungsweisen und Verursachungen in Elternhaus, Schule und Gesellschaft gegeben.

H. Neukäter/H. Götze: Hyperaktives Verhalten im Unterricht
ca. 130 Seiten. Pbck. ca. DM 16,80. 1978

Inhalt: Problemanriß; Pädagog. Konzepte zum Unterricht mit hyperaktiven Kindern (Cruishank, Hawett); Untersuchungsprojekt zum Unterricht mit hyperaktiven Kindern; Konsequenzen für pädagogische Handlungsstrategien; Zusammenfassung und Ausblick.

J. Tiedemann: Leistungsversagen in der Schule
224 Seiten, 45 Abb., 24 Tab. Pbck. DM 14,–. 1977

Wichtigste Voraussetzung für Maßnahmen gegen Leistungsversagen in der Schule ist die Kenntnis seiner Ursache, wie z. B. den Fähigkeiten und Kenntnissen, den affektiven Bedingungen, den Unterrichtsfaktoren, der familiären Umwelt u. a. m. In einem abschließenden Kapitel werden die Möglichkeiten der Diagnose, Prognose und Intervention dargestellt.

Hellmuth Walter: Angst bei Schülern
272 Seiten, 20 Abb., Pbck. DM 14,–. 1977

Horst Nickel/Ulrich Schmidt: Vom Kleinkind zum Schulkind
Eine entwicklungspsychologische Einführung
187 Seiten, 23 Abb., Pbck. DM 7,80. 1978

Das Taschenbuch vermittelt den neuesten Wissensstand über die kindliche Entwicklung in der Altersspanne von etwa drei bis acht Jahren, ist allgemein verständlich und basiert auf gesicherter wissenschaftlicher Grundlage. Es bietet eine praxisorientierte entwicklungspsychologische Grundlegung für alle erzieherischen Berufe.

Celia Stendler-Lavatelli: Früherziehung nach Piaget
Wie Kinder Wissen erwerben. Ein Programm zur Förderung der kindlichen Denkoperationen.
146 Seiten. Pbck. DM 15,80

Emil E. Kobi: Heilpädagogik im Abriß
3. durchges. u. erw. Aufl. 109 Seiten. Pbck. DM 15,80. 1977

Dieser Abriß stellt ein systematisches Kurzlehrbuch für Studium und Lehre der Sonderpädagogik dar. Sein Aufbau zeichnet sich durch klare Gliederung, leichte Handhabung und große Übersichtlichkeit aus.

Gerd Biermann: Mutter und Kind im Krankenhaus
ca. 140 Seiten. Pbck. ca. DM 16,50. 1978

Beiträge von bekannten Fachleuten zu folgenden Themen: Frühe Mutter-Kind-Beziehung; Mutter-Kind-Schwester; Elternarbeit auf der Intensiv-Station; Sozialpädagogische Arbeit in der Kinderklinik; u. a. m.

Gerd u. Renate Biermann: Gabi geht ins Krankenhaus
2. Aufl., 40 S., DIN A 4, DM 8,50

»Das Büchlein verdient weiteste Verbreitung«.

Ärztliche Praxis

»Sowohl zur Vorbereitung auf einen Klinikaufenthalt wie auch zur produktiven Beschäftigung im Krankenzimmer ist dieser Band sehr zu empfehlen.«

Unsere Jugend

»Beiträge zur Kinderpsychotherapie«

Herausgeber: Prof. Dr. Gerd Biermann

ERNST REINHARDT VERLAG MÜNCHEN BASEL